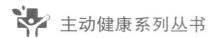
主动健康系列丛书

BI ZHUDONG JIANKANG

鼻主动健康

组织编写　广西医学科学院·广西壮族自治区人民医院

主　　编　黎君君　李　健　瞿申红　翁敬锦

广西科学技术出版社

·南宁·

图书在版编目（CIP）数据

鼻主动健康 / 黎君君等主编. --南宁：广西科学
技术出版社，2024.5
（主动健康系列丛书）
ISBN 978-7-5551-2208-1

Ⅰ.①鼻… Ⅱ.①黎… Ⅲ.①鼻疾病—防治 Ⅳ.
①R765

中国国家版本馆CIP数据核字（2024）第099683号

鼻主动健康

黎君君　李　健　瞿申红　翁敬锦　主编

责任编辑：李宝娟　　　　　　　　　装帧设计：韦娇林
助理编辑：徐潇雨　　　　　　　　　责任印制：陆　弟
责任校对：夏晓雯

出 版 人：梁　志　　　　　　　　　出版发行：广西科学技术出版社
社　　址：广西南宁市东葛路 66 号　邮政编码：530023
网　　址：http://www.gxkjs.com
印　　刷：广西民族印刷包装集团有限公司

开　　本：787 mm×1092 mm　1/16
字　　数：137 千字　　　　　　　　印　　张：8
版　　次：2024 年 5 月第 1 版　　　印　　次：2024 年 5 月第 1 次印刷
书　　号：ISBN 978-7-5551-2208-1
定　　价：68.00 元

《鼻主动健康》
编委会

（除备注工作单位外，其他人员工作单位均为广西医学科学院·广西壮族自治区人民医院）

主　编：黎君君　李　健　瞿申红　翁敬锦

副主编：李　敏　韦嘉章　张少杰　覃　颖　李　冰

　　　　王勇利　兰桂萍　史　敏　李　湘

编　者：王　刚　陈奇聪　舒竞铖　黄文林　程熹乔

　　　　覃泰杰　邓伟明　黄雪颖　廖培翔　覃丹雪

　　　　李玲波（柳州市工人医院）

　　　　叶　涛（梧州市红十字会医院）

　　　　苏家坤（北海市第二人民医院）

　　　　张武宁（玉林市人民医院）

　　　　温丽慧（钦州市第二人民医院）

　　　　谢绍欣（防城港市第一人民医院）

　　　　刘文杰（崇左市人民医院）

　　　　韦福依（百色市人民医院）

　　　　殷　海（贵港市人民医院）

　　　　赵海云（广西壮族自治区南溪山医院）

　　　　梁　逸（来宾市人民医院）

参与资料收集人员：

黄　波	王汉伟	欧华霜	班莫璐	董国虎
韩　星	谢思芳	叶林松	莫锦营	桂　志
熊伟明	王奕峥	范明茵	张　恒	黄　贺
贠　露	苏秀云	胡育杰	余　鹏	毛　衔
李镜光	甘函箫	罗伊萍	陆保江	苏舒宇
张　福	唐　薇	吕　萍	陆春潮	方业欢
张金桃	黄玉英	黄晓艳	刘翠容	陆俏岑

序　一

　　健康是人类永恒的话题，也是人类终其一生所追求的目标。健康是人生幸福的源泉，是生命之基。当前全球面临着诸多公共卫生挑战，人民对高质量健康的需求不断推动着健康新质生产力的发展，全人群主动寻求健康是新时代对健康的新定位、新要求，同时赋予健康新的时代内涵。从影响健康因素的广泛性出发，顺应新时代发展需求，变"被动医疗"为"主动健康"，推动"以治病为中心"向"以人民健康为中心"转变，积极探索构建主动健康服务体系，全方位地关注全人群的全生命周期健康。

　　广西医学科学院·广西壮族自治区人民医院发挥主动健康服务示范引领作用，着力构建主动健康服务体系，连续三年推动"构建主动健康服务体系"写入自治区政府工作报告，"倡导'主动健康'"概念写入《广西卫生健康发展"十四五"规划》。大河奔流，涓滴汇聚，理论先行，实践紧随。广西医学科学院·广西壮族自治区人民医院率先以理论筑基，用实践探究真理，先后出版《主动健康理论与实践》《主动健康服务体系》两本专著，为主动健康与主动健康服务体系打牢理论根基，构建"3+1+2"主动健康信息平台和"5+1"主动健康App，先后成立二、三级主动健康中心，引领主动健康服务体系实质性建设推进。

　　扎根沃土，枝叶凌云。变被动为主动，全面提升全人群的健康主观能动性，将药物治疗转化为以非药物治疗为主的"预防为主""主动干预"和"自我健康管理"。广西医学科学院·广西壮族自治区人民医院重点围绕营养、运动、睡眠、心理和中医等方面，在主动健康根基理论的基础之上散发枝叶，充分发挥专科建设的优势，对眼、鼻、乳腺等方面的重点学科进行主动健康理论与实践的探索，焦点化探索主动健康学科发展，组织编写"主动健康系列丛书"。丛书分为《眼主动健康》《鼻主动健康》《乳腺主动健康》《睡眠主动健康》《运动主动健康》《营养主动健康》《中医主动健康》和《心理主动健康》八个分册，以不同专科的视角为切入点，进一步充实和丰富主动健康的内涵，也为多学科协同开展主动健康管理实践给予针对性的指导。

八本书聚焦各自领域在主动健康方面的理论研究和实践应用，内容翔实明了，具有较强的理论指导性和实践操作性，对八个学科主动健康的细化发展具有里程碑式的意义，为八个学科的发展注入新生且澎湃的力量，使未来的发展有了新的方向。八本书打破教科书式的晦涩难懂、"有教无类"的局面，不再局限于专业的医学人士，而是人人都可以看懂的、通俗的、富有内涵的、指导性较强的图书，对于提高人群的健康主观能动性具有重要意义，是一套值得推荐并仔细品读的健康生活指南好书。

北海虽赊，扶摇可接。主动健康的新赛道已开辟，还有诸多细化的领域等着仁人志士一起探索，在肥沃的土地与扎实的根基上静待花开。

中国工程院院士
中南大学临床药理研究所所长

序 二

　　山因脊而雄，屋因梁而固。一人健康是立身之本，人民健康是立国之基。

　　健康是促进人类全面发展的必然要求，是经济社会发展的基础条件，是民族昌盛和国家富强的重要标志，也是广大人民群众的共同追求。《"健康中国2030"规划纲要》提出了"健康中国"建设的目标和任务。党的二十大报告指出，要把保障人民健康放在优先发展的战略位置，完善人民健康促进政策。这就要求我们从影响健康因素的广泛性出发，关注生命全周期、健康全过程，将维护人民健康的范畴从疾病防治拓展到影响健康的各个领域，将健康理念融入各项政策，实现健康与经济社会协调发展。以"预防为主""主动干预""广泛参与""自我管理"等为特征的主动健康逐渐受到社会和知识界的关注。

　　主动健康是以政府为主导，充分调动全社会的积极性，强调个人是健康的第一责任人，以信息学和生物组学等新技术为支撑，推行健康生活方式，有效监测和干预健康危险因素，促进全民健康的健康管理新模式。主动健康更强调主动获取健康信息和实施有利于健康的行为，强调个人是自我健康的责任人，并重视人类主动选择健康行为的能力，是从"治已病"到"治未病"的转变。

　　在一系列国家战略背景下，主动健康模式应运而生，至此，主动健康服务的良性发展环境已形成。主动健康服务体系是依托主动健康技术，连续动态采集健康信息，组建健康大数据队列，构建全方位、全人群、全生命周期危险因素控制、行为干预、疾病管理和健康服务的技术与产业支撑体系。构建主动健康服务体系对于提升全民健康主观能动性、提高全民健康素养水平、减少非必要药物干预和降低医疗费用等具有重要意义，也是增进人民健康福祉、建设"健康中国"的重要举措。

"十四五"时期是加快建设健康广西、推动卫生健康事业高质量发展的关键时期。推进建设健康广西，是当前努力满足全区各族人民健康新期盼的一项迫切任务。广西高度重视主动健康服务体系的构建。在广西医学科学院·广西壮族自治区人民医院的推动下，"构建主动健康服务体系"已连续三年被写入自治区政府工作报告，"倡导'主动健康'概念"也被写入《广西卫生健康发展"十四五"规划》。

为深入贯彻习近平总书记关于卫生健康领域的重要讲话和重要指示精神，广西医学科学院·广西壮族自治区人民医院从理论和实践两方面先行、先试探索构建主动健康服务体系，将取得的成效积极在全区推广应用，为建设健康广西做出应有贡献。一方面，主动健康理论研究团队相继出版《主动健康理论与实践》《主动健康服务体系》专著，为主动健康的实践提供了理论基础；另一方面，主动健康实践团队通过完善"3+1+2"主动健康信息平台和"5+1"主动健康App，做好五级主动健康中心的推广应用，深化与主动健康第三产业的链接，推动主动健康实践走进广西千家万户，由自治区到14个地级市到111个县（市、区）到1118个镇（乡），再到14164个村，实现从"以治病为中心"到"以人民健康为中心"的转变。

被动医疗建立在还原论的基础上，通过打针、吃药、手术等手段防御和治疗疾病。而主动健康则建立在复杂性科学的基础上，认为人体是一个开放的复杂系统，采用物理、心理、营养等方面的主动干预策略，可增强人体的健康能力与生命活力，进而保持健康状态。由此可见，饮食、运动、睡眠、营养、中医、心理健康等方面的干预在实现主动健康中起到重要作用。为凝心聚力建设新时代中国特色社会主义壮美广西提供坚实的健康支撑，充分发挥专业引领作用，促进全区医疗服务水平提升，广西医学科学院·广西壮族自治区人民医院率先在鼻、眼、乳腺等方面的学科进行主动健康实践探索，并组织编写主动健康系列丛书，包括《眼主动健康》《鼻主动健康》《乳腺主动健康》《睡眠主动健康》《运动主动健康》《营养主动健康》《中医主动健康》《心理主动健康》等八个分册，分别介绍眼、鼻、乳腺、睡眠、运动、营养、中医、心理等方面的学科在主动健康领域的理论研究与实践应用，内容丰富、条理明晰，兼具实用性与操作性。丛书以大量的科技文献资料、医学研究和临床试验为基础，融合眼科学、鼻科学、乳腺学、睡眠医学、运动学、营养学、中医学、心理学等诸多学科内容，全面、科学地提供针对性的健康指导，为新时代主动健康管理注入新活力，对于形成可复制、可推广的广西主动健康标准，为全区乃至全国各医疗机构建设主动健康服务体系提供丰富的经验和生动的实践案例，具有重要的指导意义。

征程万里风正劲，重任千钧再奋蹄。为增进人民健康福祉，主动健康研究任重而道远。丛书全体编委耗时数月、反复锤炼，以尺寸之功积千秋之利，最终编写完成这套指导性强、实用性佳的丛书。丛书凝聚着医院全体卫生健康人的拳拳初心，如有不足之处请广大卫生健康同仁及时指正。愿全体卫生健康人共同努力、奋楫笃行，在发展卫生健康新质生产力、推进卫生健康事业高质量发展的道路上继续乘风破浪、行稳致远。

广西医学科学院·广西壮族自治区人民医院

前　言

　　生活水平的提高及科技的进步，促进了近代医学的发展，也推动了主动健康的高速前进。近20年来，无论是国外还是国内，主动健康在医疗领域各个学科都取得了巨大的进步，并逐渐被应用到临床工作及日常生活中。

　　在人体解剖学中，鼻子不仅是呼吸系统的重要入口，更是我们与外界环境交互的关键通道。近年来，随着健康观念的逐渐普及，人们开始更加关注身体各个部位的健康状况，其中鼻部健康尤为受到重视。鼻主动健康作为一个新兴的健康理念，正逐渐走进人们的视野。它强调通过积极主动的生活方式和健康管理手段，预防和改善鼻病，提高健康水平，从而提高生活质量。这一理念的提出，反映了人们对健康的认识逐渐深化，开始从过去的被动治疗转向现在的主动预防。为了更好地满足人们对鼻部健康的追求，提高公众对鼻健康的认知水平，我们需要构建一个全面、科学、可持续的鼻主动健康服务体系。本书就是在这样的背景下应运而生的，旨在探讨鼻主动健康服务体系的概念、构建意义、指导思想、基本原则、工作任务和具体目标等内容。本书强调鼻主动健康服务体系在提升公众对鼻健康的认识和意识、预防鼻病的发生、促进多学科合作、提高健康素养、降低医疗成本、促进科学研究和数据收集，以及提升整个社会的健康意识等方面的重要作用。未来，随着人们对健康的关注度不断提高，鼻主动健康理念将会得到更广泛的传播和应用，为人们的健康生活保驾护航。

　　在知识日新月异、学科互相渗透的今天，尽管编者竭力求全，然学海无涯，书中难免存在不足和错漏之处，恳请广大读者和同道不吝赐教，予以指正，以备再次修订。

目 录

第一章

鼻健康概述

本章主要阐述鼻健康的重要性，包括维护鼻的正常结构、功能，消除鼻常见疾病及其影响，强调主动健康意识在预防和管理鼻病中的关键作用。

第一节　鼻健康的基础知识

鼻不仅是呼吸和嗅觉器官，还与全身健康和生活质量密切相关。鼻病可能引发多种健康问题，因此需要积极采取措施维护鼻健康，如正确地进行呼吸练习和避免不良生活习惯。

传统的医学模式侧重于降低疾病发生风险以及治疗已出现的疾病，通常表现为患者被动寻求治疗，即被动医疗模式。然而，随着人们对健康需求的不断提高，医疗目标已不再局限于医治疾病，而是拓展到主动获得持续的健康能力，从而提升生活品质及社会适应能力，这就是主动健康的含义。鼻主动健康强调个人在日常生活中对鼻健康的主动管理和维护，而不仅仅是在出现疾病时才进行治疗。这意味着通过积极主动的生活方式和健康行为来预防鼻病的发生，以及通过定期的鼻检查和适当的医疗干预来维护鼻的健康状态。

一、健康意识

健康意识是健康的基础，但在日常生活中，我们不难发现，那些曾失去健康的人往往更重视健康。很多人直到检查出脂肪肝、高胆固醇后才开始后悔；直到拍片子发现骨质增生、骨关节退化后才开始意识到平时多补钙的重要性，但往往为时已晚。因此，千万不要等到失去健康后才树立健康意识。

积极主动是一种主动掌控生活的态度，它意味着我们可以在疾病发生之前采取行动，而不是被动地等待健康问题出现。通过提前思考和行动，我们可以更好地保持健康，避免疾病的发生。

生活方式是每天反复做出的行动和选择的集合，但是并非所有选择都是正确的，因此不可避免地会影响我们的长期健康。当我们努力过着自己的理想生活时，是否开始意识到这些生活方式并不一定都会带来长期健康和活力？我们中的一些人平和且优雅地步入老年阶段，而另一些人则以抑郁、愤怒和沮丧的态度度过晚年。遗传或许决定了我们的起点，但选择才真正塑造着我们的健康轨迹。

二、鼻概述

（一）鼻的结构

鼻是陆生动物呼吸的器官，属呼吸系统的一部分，也是许多哺乳动物重要的嗅觉器官。鼻通常位于动物头部，呈隆起状，由骨骼、软骨、肌肉及皮肤组成，其外部类似一个尖端朝上的三角锥，下方有两个鼻孔。空气通过鼻孔进入鼻腔，两孔气流速度不同，且每隔几小时就会交换一次。鼻腔被鼻中隔分为左右两个腔室。哺乳类动物的鼻腔内通常长有鼻毛，作用是过滤空气中飘浮的尘埃及杂质。鼻腔壁有黏膜，有助于湿润吸入的空气，并附着尘埃及杂质。鼻腔内后部则是鼻窦，位于鼻两侧的颅骨下，有感应嗅觉的神经。鼻腔连接咽喉，并与消化系统共用管道，再分支进入呼吸系统，最终抵达肺部。

（二）鼻的功能

（1）美学功能。在人类学研究中，鼻的形状及外形有一定的重要性，鼻形指数（nasal index）的定义为鼻子最宽处宽度和高度的比值乘以 100。依据鼻形指数，人可以分为三类：狭鼻型是指鼻形指数在 69.9 以下的人，其鼻子较高且较窄；中鼻型是指鼻形指数在 70.0 ~ 84.9 之间的人，其鼻形较平均；阔鼻型是指鼻形指数超过 85.0 的人，其鼻形较扁。欧美人以狭鼻型居多，黄种人以阔鼻型及中鼻型居多，而黑种人则以阔鼻型为主。

由于鼻位于脸的中央，鼻成为评价长相美貌与否的关键，因此有人为了美观进行隆鼻手术；也有人为了改善鼻功能，例如鼻翼塌陷，需修改鼻内部结构以改善鼻腔呼吸功能。

（2）嗅觉功能。嗅觉减退是气味感知能力下降的症状，原因很多，最常见的是上呼吸道感染和颅脑外伤，也有些是由鼻息肉、鼻窦炎、内分泌失调和牙齿疾病等引起。有些杀虫剂和溶剂会造成嗅觉减退，药物以及头颈部癌症放疗也可能会造成嗅觉减退。

（3）呼吸功能。通常情况下，通过鼻呼吸比嘴呼吸更有利于健康。这是因为鼻呼吸是一种更自然的方式，可以帮助身体有效地利用吸入的空气。然而，据估计，30％～50％的成年人通过嘴呼吸，这种呼吸方式可能会导致口臭和口干等健康问题。

（三）鼻及相关疾病

鼻相关疾病主要包括鼻炎、鼻出血、鼻过敏、鼻窦炎、鼻咽癌、上呼吸道感染、鼻前庭炎、鼻前庭湿疹、鼻中隔偏曲、鼻肿瘤等。主要涉及耳鼻喉学科，但由于鼻部与皮肤、口腔及颌面结构紧密关联，部分疾病也会涉及皮肤病学或口腔颌面外科学等学科。

（1）鼻炎：是指由多种因素所致、发生于鼻腔黏膜的一组炎性病变，临床上以鼻塞、流鼻涕等症状为主要特征。鼻炎发病因素和临床表现多样，局部因素包括病毒感染、细菌感染、黏膜变态反应、病理性神经反射或组织结构异常等，全身因素包括系统性慢性病（如贫血、糖尿病等）、营养不良、烟酒过度、长期过度疲劳以及内分泌失调等。鼻炎发病率极高，理论上所有年龄段的人群在日常生活中都可能会受其侵扰，轻者可自行缓解，重者可影响工作、生活质量，甚至导致精神异常（如抑郁、焦虑等）。

（2）鼻出血：也称鼻衄，是指以流鼻血为主要表现的鼻病。

（3）鼻过敏：因免疫系统受到空气中的变应原影响而导致的鼻炎症状。

（4）鼻窦炎：因鼻窦黏膜肿胀及发炎而引起的病症。

（5）鼻咽癌：发生于鼻咽腔或上咽喉部的癌症。

（6）上呼吸道感染：是指发生在上呼吸道（鼻腔、鼻窦、咽和喉）的急性感染。

（7）鼻前庭炎和湿疹：又称鼻疖，即鼻前庭毛囊、皮脂腺或汗腺的局限性化脓性炎症。

（8）鼻中隔偏曲：鼻中隔未处在中央的位置，可因外伤或先天因素造成。

（9）鼻肿瘤：主要为基底细胞癌、鳞状细胞癌、肉瘤和黑色素瘤。

（四）鼻呼吸的作用与优点

（1）鼻腔能够对吸入的空气进行加温。鼻腔的精细结构能使鼻腔内保持温暖，从而保护其内的敏感组织。

（2）通过鼻腔吸入的空气会被湿润。这种生理性加湿机制有助于减少身体脱水，保护鼻腔组织。

（3）通过鼻腔进入身体的空气会被过滤。鼻腔内的鼻甲和其他结构能够过滤掉变应原、细菌和病毒等有害物质。气道中的黏液会捕获潜在污染物，这些污染物随后被鼻腔内的酶分解，从而避免其进入体内造成伤害或引发疾病。

（4）鼻呼吸有助于保护口腔健康。口呼吸会导致牙龈、舌头和口腔干燥，进而加重口腔内的酸性环境，加速牙龈和牙齿的腐蚀。长期保持口腔湿润更有利于口腔健康。

（5）鼻呼吸有助于面部肌肉和骨骼的正常发育，并对智齿的生长起到积极作用。当嘴巴闭合时，舌头处于正确位置，能够促进颌骨的正常发育，使牙齿排列整齐。

（6）鼻呼吸能够减少打喷嚏的发生，并通过保持舌头的正确位置降低睡眠呼吸暂停的风险，从而提高睡眠质量。睡眠呼吸暂停、糖尿病以及心脏病等疾病与呼吸方式密切相关。鼻呼吸为人体提供高质量的过滤空气，有助于夜间获得良好的睡眠。

（7）鼻呼吸能够调节进入体内的空气量，确保气体摄入量满足人体的生理需求。

（8）在鼻呼吸过程中，鼻腔会释放一氧化氮。一氧化氮是一种血管扩张剂，能够帮助扩张血管，从而改善体内的氧气循环，增加动脉、静脉的血流量，提升氧气吸收和循环效率。

（9）鼻呼吸还能减缓呼吸频率，增加肺活量，提升膈肌功能，降低咳嗽风险，增强免疫系统功能。

（10）鼻呼吸练习有助于身心放松。通过鼻呼吸可以激活副交感神经系统，该系统能够减缓心率并促进消化，从而帮助身体进入休息状态。因此，即使在高压状态下，通过鼻子进行深呼吸也有助于放松身心并降低血压。

（五）鼻塞与口呼吸

口呼吸是指通过口腔进行呼吸的生理或病理现象。长期口呼吸会导致睡眠障碍，影响日常生活，甚至还会改变人的面部结构。大多数人在正常情况下会自然地用鼻呼吸，这种呼吸方式是人类进化出的一种生存技巧。当我们用嘴进食时，它能使我们保持呼吸顺畅而不会窒息。但有些人在晚年开始用口呼吸，或者因生理结构而天生习惯口呼吸，这两种情况都会让人不自觉地用口呼吸，从而引发其他健康问题。医护人员通常通过手术或药物治疗口呼吸，从而帮助患者正常使用鼻呼吸。

持续口呼吸通常表明存在某种形式的气道阻塞，最常见的是鼻塞。如果身体无法让足够的空气进入鼻腔，那么机体会自动选择张开嘴巴来保持一定的气流。常见的耳鼻喉科原因包括鼻中隔偏曲、鼻甲肥大、过敏性鼻炎、腺样体肥大、扁桃体肥大、软腭和悬雍垂松弛等。此外，鼻腔、咽喉和气道肿瘤等罕见原因也可能导致气道阻塞、呼吸困难和持续口呼吸。

如果长时间用鼻呼吸，就会形成一种习惯，即使鼻塞已经得到了很好的治疗，也很难完全纠正口呼吸习惯。因此，耳鼻喉科专家呼吁，越早治疗口呼吸、鼻塞和气道阻塞，对患者越有利。

（六）鼻健康的检查

鼻健康的检查主要包括对鼻的视诊及触诊。

进行鼻视诊及触诊时，检查者应站在受检者的正前方，受检者坐在检查椅上。检查者应先洗手、戴上手套，以隔绝身体液体，如鼻腔分泌物等，也可避免检查者经不清洁的手将细菌或病毒传入受检者鼻腔。

（1）鼻视诊。

鼻视诊主要包括以下步骤：首先，检查外鼻的颜色。正常情况下，鼻部与面部其他部位颜色相同，无异常变色。描述所观察到的任何变色现象的出现部位、范围、表面皮温，是否覆盖异常分泌物等。其次，检查鼻部的外形，包括对称性、有无肿胀或畸形、有无病变。最后，检查鼻腔内和鼻黏膜颜色（淡红、潮红、苍白等），有无分泌物、出血、肿胀、异物和畸形等。嘱受检者将头部轻轻向后仰，同时用手指抬高鼻尖。用前鼻镜或硬性鼻内镜进行检查，有条件时可使用高清电子鼻咽喉镜进行检查。在进行检查时要动作轻柔，不要过多触碰鼻腔内部结构，因为鼻腔黏膜异常敏感且血管丰富。在完成检查后，应将检查物品放置于指定位置并进行消毒。正常情况下，鼻黏膜呈淡红色，无分泌物或出血。应描述鼻黏膜的任何变色或异常分泌物、出血的部位及血液的流速、颜色。描述肿胀和异物出现的部位，周围结构是否清晰，有无充血、水肿或穿孔。

"外鼻对称，无变色、肿胀或畸形。鼻黏膜呈淡红色，无异常分泌物、出血、肿胀、畸形或异物"可以作为正常鼻腔检查的一个标准，但也要视具体情况而定。异常表现则是根据正常的标准逐一对照并进行描述。如儿童常见的鼻腔异物包括小玩具和珠子等。常见的鼻腔畸形包括肿物、息肉、鼻中隔偏曲或穿孔，应详细描述其表现和部位。如有鼻中隔偏曲，应详细描述偏向的侧别、有无棘突、鼻腔是否有狭窄；如有鼻中隔穿孔，应详细描述穿孔的形态、部位及大小，并询问受检者有无相关症状，如鼻腔干燥、哨音等。

（2）鼻触诊。

鼻触诊的步骤为用拇指轻轻触诊每一个鼻窦。先触诊眉头前上方的额窦，避免误触眼窝以免引起疼痛；再触诊筛窦及上颌窦；接下来触诊鼻腔稍外侧。询问受检者触诊时有无疼痛、压痛。轻微的压痛是正常的，但如出现触痛、压痛，需进一步进行评估。将食指置于鼻翼外侧，每次压闭一侧鼻孔，要求受检者通过鼻部快速吸入气体。此时要注意受检者向内吸气的能力，正常者应能无阻塞地吸入气体。如出现外伤，则应轻触外鼻，避免造成二次伤害。用食指触诊损伤部位，并注意损伤的硬度、有无塌陷、鼻梁是否偏曲等。

注意描述检查结果，正常检查结果可记录为"无鼻窦疼痛。鼻腔通畅，通气良好。无畸形、创伤"。如果受检者出现与任何畸形、鼻部创伤或鼻塞有关的呼吸窘迫症状，应进行全面评估。同样，如果受检者有鼻阻塞或无嗅觉或嗅觉减退，应进一步查明病因。如发现阻塞，应评估是否有呼吸窘迫。

第二节　鼻健康的影响及意义

鼻是人体重要的结构，是重要的呼吸和感觉器官，主要发挥呼吸、嗅觉、发声共鸣、反射、免疫、排泄等功能。鼻是呼吸道与外界环境相通的门户，因此各类鼻部炎症性疾病常见且多发。此外，肿瘤、外伤也是鼻部的主要疾病类型。鼻病患者的主观不适感可严重影响患者的生活质量及身心健康。另外，鼻的解剖结构复杂，与颅底、眼眶等重要结构密切相关，所有鼻病均可能累及相邻的器官及组织，从而引起周围组织器官相关的并发症。随着工业化、现代化的发展，空气污染、有害颗粒等增加，鼻病的发病率逐年升高，对个人、家庭、社会均产生不同程度的影响，因此重视鼻健康，对提高人民生活质量，提升人民健康获得感、幸福感，促进社会可持续发展均具有重要意义。

一、鼻健康对个人的影响

（一）局部影响

鼻病患者的主观症状表现为鼻塞、流鼻涕、打喷嚏、鼻出血、头痛、头晕、嗅觉减退等。尤其是在炎症性疾病患者中，症状呈多样性且严重程度不一，容易被忽视及低估，导致病情反复发作或诱发支气管哮喘等下呼吸道疾病。

呼吸是鼻重要的生理功能之一。其中鼻塞是影响呼吸功能的最常见症状，鼻部各种疾病均可引起不同程度的鼻塞，长期鼻塞也可引起各种不良后果，如婴幼儿营养不良、颌面部发育畸形等，成年患者可出现睡眠呼吸暂停、慢性咽炎、缺氧等一系列并发症。

嗅觉也是鼻重要的生理功能之一。在美国的一项研究中发现，鼻病诱发嗅觉障碍的全球发病率约为 12%，其中慢性鼻 – 鼻窦炎、鼻息肉以及过敏性鼻炎是导致嗅觉障碍的主要原因，对人的身心健康及生活质量造成严重的影响。其中，56% ～ 74% 的慢性鼻 – 鼻窦炎患者伴有不同程度的嗅觉障碍，而过敏性鼻炎引起的嗅觉障碍发生率为 20% ～ 40%。尽管目前药物治疗及鼻内镜手术治疗可在一定程度上改善嗅觉功能障碍，但嗅觉障碍的严重程度还与鼻腔的炎症水平相关，提示嗅觉障碍的发生除了与鼻腔的解剖结构有关，还与鼻腔的免疫失衡有关，因此加强锻炼，增强机体免疫力也至关重要。

（二）全身影响

鼻腔炎症性疾病（如过敏性鼻炎、慢性鼻窦炎等）具有病程长、治疗时间长、影响疗效的因素多、容易引起头部不适等特点，可导致睡眠障碍、焦虑、抑郁等问题，甚至出现精神障碍性疾病。约 60% 的过敏性鼻炎患者患有严重睡眠问题，20%～38% 的过敏性鼻炎患者表现为抑郁症状，尤其是青少年患者，发生抑郁的概率升高、发病年龄提前。而慢性鼻 – 鼻窦炎患者抑郁症的发病率高达 40%。对于恶性肿瘤患者，肿瘤预后差、生存周期短以及患者生活质量差与焦虑、抑郁的发生密切相关。例如，在鼻咽癌患者中，接受放疗后约 37% 的患者会出现焦虑症状，25% 的患者会出现抑郁症状。

鼻病除了对患者心理健康产生影响，还可引起其他全身系统疾病，例如可诱发和加重呼吸系统疾病，加速支气管哮喘、慢性阻塞性肺气肿等疾病的进展。

二、鼻健康对家庭的影响

鼻病，尤其是鼻部恶性肿瘤可能对患者及家庭成员的身心造成一定程度的影响，例如存在发生睡眠障碍、焦虑、抑郁等风险，其中睡眠障碍发生率高达 45.7%，焦虑发生率为 43.5%，抑郁发生率为 54.3%，影响患者家庭的生活质量及对患者的护理质量，且肿瘤治疗周期长，治疗及康复费用昂贵，加重了家庭的经济负担。

三、鼻健康对社会的影响

鼻健康对社会的影响主要表现在经济负担上。医疗资源的过度消耗是目前面临的重大问题，主要集中在三个方面：门诊就诊、处方药物治疗和手术治疗。此外，与鼻病相关的生产力受限（主要表现为缺勤、工作效率降低）是造成经济负担的另一重要原因。

综上所述，倡导全面认识鼻健康对个人、家庭及社会的影响，强化全民鼻主动健康意识，将鼻主动健康理念融入生活，有助于提升社会、家庭和个人多方协作建立的健康环境，提高保持健康和预防疾病的能力，助力主动健康的实现。

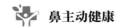

第三节　鼻健康现状及面临的挑战

（一）鼻用激素耐药性和疲劳问题

鼻用激素类药物通常为喷雾剂，喷到鼻腔黏膜上，药物通过鼻腔黏膜进入毛细血管，随后进入血液，抑制体内肥大细胞释放炎性介质，从而缓解过敏症状。其主要机制在于激素药物分子穿过致敏细胞的细胞膜，与细胞内的糖皮质激素受体结合，通过调节基因转录来发挥抗炎作用。然而，随着鼻用激素的普遍使用，其副作用及不同人群的敏感性差异逐渐显现，使得鼻用激素不能解决所有问题。此外，长期使用鼻用激素还引发了用药时长的不确定性，以及部分患者出现耐药性等问题。

（二）炎症性和肿瘤性鼻病的发病机制未明确

目前许多鼻病的治疗仍停留在对症治疗阶段，未能通过明确病因及发生机制去干预疾病的发生发展。如过敏性鼻炎和鼻咽癌是鼻病谱上的主要病种，严重影响人们的生活质量和生命安全。加强鼻病病因研究，可以从主动健康角度有针对性地干预对象。

（三）鼻黏膜温度变化在鼻通畅主观感知中的作用需进一步探索

目前客观评价鼻气流的方法主要集中于评估解剖因素引起的鼻塞程度。某些临床药物（如薄荷醇、樟脑和桉树油等）通过作用于三叉神经来减轻鼻塞，如局部应用薄荷醇可产生通畅、凉爽的感觉而不会改变鼻腔形态；在鼻孔中使用局部麻醉药会产生鼻塞感，但客观测量的气流并没有变化。这些现象表明鼻气流感知机制可能通过间接方式起作用。近年来，许多学者对吸入空气时鼻黏膜温度变化引起鼻黏膜冷却进行了相关研究，研究表明鼻腔气流的感知可能涉及潜在的神经机制，但其具体作用仍需进一步探索。

（四）主观和客观的鼻腔通畅度相关性不一致的问题

鼻黏膜的温度变化可能不仅与测量对象、研究评判方式、患者的心理因素等有关，还可能是患者产生鼻腔通畅感的前提。具体而言，当患者的主客观评估一致时，表现为鼻腔解剖结构异常导致气流分布发生异常，从而不能有效刺激鼻腔感受器，进而引发鼻塞；而当主客观评估分离时，鼻腔解剖结构正常的患者虽可以产生有效的鼻气流，但因鼻腔黏膜温度感知异常而感到鼻塞。近年来主要在健康受试者中进行的研究表明，通过物理温度测量或计算流体力学气流模拟，较低的鼻内温度与更好地主观感知鼻腔通畅之间存在相关性。三叉神经功能检测也间接证实了这一点。因此，未来对鼻气道阻塞的研究应该针对鼻黏膜冷却的量化和手术计划的客观测试进行开发。这种测试可以为基于鼻部热通量的计算流体力学分析和鼻部温度的物理测量提供依据。

（五）鼻干燥与环境温度和湿度的关系问题

静态空气温度和环境湿度对鼻黏膜的动态热散失和冷却很重要，而个人鼻气道结构、基线温度感觉敏感性和吸入气流的温度也同样重要。鼻腔结构和身体状况的差异可能会导致鼻黏膜冷却程度的不同，从而导致不同的人对鼻腔通畅程度的感知不同。有学者使用三维鼻腔重建研究鼻腔的空气调节能力，证明了在对吸入空气加热过程中，中鼻甲、下鼻甲、鼻中隔和鼻腔外侧壁的贡献最高（60%～70%），其他对空气进行加热的结构还包括鼻腔的底部和顶部。研究表明，在没有中鼻甲的情况下，吸入空气的热量减少了12%，没有下鼻甲则减少了16%。这些发现归因于移除下鼻甲和中鼻甲后气流模式的改变和空气调节能力的损失。此外，湍流是鼻黏膜冷却的重要因素，因为与层流区域相比，湍流区域内的温度变化和颗粒过滤更为明显，尤其是在鼻甲黏膜周围。鼻腔气流模式改变对鼻腔通畅性的影响可在鼻中隔偏曲患者中得到论证，鼻中隔偏曲导致气流和黏液纤毛清除率改变，气流往往向下移动，导致中鼻甲气流减少及鼻黏膜冷却效率降低。此外，当吸入的空气接触偏曲鼻中隔的凸面时会产生湍流，导致鼻黏膜干燥，这是目前公认的鼻病发病机制，这也解释了为什么在这种情况下会增加鼻出血的风险。

第四节　鼻主动健康的指导

　　鼻子是呼吸道的起始部位，也是呼吸道的门户。鼻部健康与环境因素及遗传因素密切相关。积极主动地关注鼻部健康对人体的整体健康显得尤为重要。女性每天关注面部美容，如保湿养护、防晒等，这就是一种很好的面部主动健康干预手段。因为爱美，所以女性培养了良好的面部主动健康意识。鼻部健康同样如此，我们必须要有良好且积极的鼻主动健康意识，重视鼻部健康，从各种渠道了解鼻部健康相关知识。医护人员也需要提供专业的鼻部健康教育，尤其是针对一些高发的鼻病，如过敏性鼻炎和鼻咽癌等，更需要提供专业的健康教育资料，让大众有目的性和针对性地保护鼻部健康。

　　在大健康理念和移动互联网时代创新型健康理念下，针对高发区域性鼻病健康管理，需要整合资料并结合大数据分析鼻病的影响因素，如本地区的气候变化、自然环境因素、居民的生活习惯、文化习俗、宏观和微观的遗传学特征等，对各方面的因素进行细化、分类，找出过敏性鼻炎和鼻咽癌等高发病最可能的相关因素，从而采取针对性的干预手段，最终有效降低鼻病的发生率。

一、普通鼻健康问题的干预策略

　　鼻黏膜颜色发红且覆有浓稠的黄色分泌物，提示存在感染。如果感染影响到鼻部、咽喉和耳部，并且没有发热或只有轻微发热，那么可能是病毒性感冒。对于鼻部病毒感染，医护人员可开具合适的抗病毒药及鼻减充血剂以缓解症状。

　　若是有发烧且鼻梁和颊部都感到疼痛，可能提示鼻窦感染。鼻窦内黏液常流入鼻道，当鼻窦感染时，由于炎症的存在，这些通道通常不能通畅引流。如果医护人员发现是细菌感染引起的，可能需要使用抗生素进行治疗。但并非所有的鼻部问题都是由过敏和感染所致。如果出生时存在鼻中隔偏曲，或因鼻塞而发展成鼻中隔偏曲，无论在哪种情况下，严重的鼻中隔偏曲都会影响经鼻呼吸，并引起鼻部不适、鼻出血、头痛等症状，有时需要通过手术来进行矫正。当医护人员查看患者鼻腔时，可能会发现有鼻息肉，这是鼻腔黏膜上的新生物，若是影响到了呼吸及鼻窦的引流，则必须摘除。有些鼻窦炎患者同时伴有复发性鼻息肉、哮喘和对阿司匹林或非甾体抗炎药的不耐受，这些症状合在一起称为 Samter 三联征。

若患者患流感等病毒性疾病，可能会出现鼻塞症状。但如果鼻塞持续时间较长，则可能提示有潜在的健康问题，如过敏性疾病或腺样体肥大等。鼻塞常是其他健康问题（如鼻窦感染）的症状，也可由普通感冒引起。鼻塞的特征是经鼻呼吸不畅、鼻腔组织肿胀。长期的鼻塞及鼻黏膜充血可能需要进行药物治疗。

轻微疾病是鼻充血的最常见原因。例如，普通感冒、流感和鼻窦感染都能引起鼻充血。与疾病相关的充血通常在 1～2 周内可得到改善。如果持续超过 2 周，往往存在根本性健康问题。长期鼻充血有以下原因：变态反应、鼻息肉、鼻腔鼻窦肿瘤、化学性暴露、环境刺激、持久的鼻窦感染、解剖变异（如鼻中隔偏曲、下鼻甲肥大、泡状鼻甲、腺样体肥大）等。

二、特殊鼻健康问题的干预策略

1. 妊娠期鼻健康问题

在妊娠早期，激素波动和血液供应增加可引起鼻塞。这些激素的变化也可影响鼻黏膜，使之发炎、干燥或出血。可使用以下方法，缓解鼻子干燥症状。

（1）可尝试吸入蒸汽，或用湿而柔软的毛巾覆盖双侧鼻孔。在寒冷而干燥的季节，许多人会感到鼻腔干燥。蒸汽或桑拿疗法有助于缓解鼻干燥，但蒸汽的效果不会持续太久。卧室内使用加湿器有助于增加房间的湿度，从而减轻鼻部干燥的症状。

（2）盐水鼻喷雾剂：有助于湿润鼻腔，同时也能清除灰尘、污物和花粉，有助于缓解鼻塞。有些人喜欢用生理盐水凝胶，因其保存起来更加方便、持久。避免使用其他药物喷雾剂治疗鼻部干燥，尤其是在没有经过医生诊断的情况下自行购买非处方鼻喷雾剂。

（3）用潮湿而柔软的纸巾轻轻擦拭鼻前庭，有助于防止鼻腔干燥和刺激。推荐使用温和类纸巾，避免对鼻腔黏膜造成不必要的损伤。

2. 鼻冷

为什么会鼻冷？因为在寒冷条件下，身体会感觉到温度的变化，并激活冷反应以保存热量和能量，位于身体最外围部位的皮肤（特别是手足、耳朵和鼻子）的血管变窄，从而减少血液流入这些部位，将更多的温暖血液带到内部器官（脑、心脏、肝脏、肾脏和小肠等）。

这种寒冷时的血液重新分布策略还可使血液保持温暖。此外，人的鼻外侧大部分由软骨构成，其表面覆盖着一层相对薄的皮肤和极少量的隔热脂肪，因此鼻部的易感性远远大于小腿或腹部。如果一个人暴露在极低的温度下，特别是在冰冷的水里或寒风天气中待过长时间，鼻冷可能意味着冻伤的开始。如果鼻子和手、脚暴露在空气中，鼻子相较于身体其他部位来说更易受到伤害。若鼻部出现刺痛或感觉麻木，鼻部皮肤变色（红色、白色、灰色、黄色或黑色），则表明鼻子受到了冻伤。此时应先采取足够的保暖措施，再立即到医院就诊。鼻部血液循环减少的另一个常见原因是鼻腔血液流到鼻部皮肤的量减少。虽然鼻冷对大多数人而言并不预示严重的健康问题，但它可能是某些潜在健康问题的征兆。如果某些慢性疾病进一步减少了体内的血流、降低了血液中的氧含量或使心脏泵血不足，也可能影响鼻部的血流。

雷诺现象又称间歇性手指皮色改变、肢端动脉痉挛现象、继发性肢端动脉痉挛现象，指在寒冷刺激、情绪激动、长期使用震颤性工具，以及多种疾病影响下，诱发的血管神经功能紊乱，导致肢端动脉阵发性痉挛、血流暂时减少或中断，随后扩张充血的特征性病变，以疼痛和感觉异常为特征。手和脚最常受累，也可发生于耳部和鼻部。雷诺现象可由情绪压力或自身免疫性疾病（如红斑狼疮）引起，也可自发而无已知的潜在疾病。雷诺现象的症状包括以下两种：①变色：四肢呈白色或蓝色。②鼻、手指、脚趾或耳部麻木、刺痛，有时在某一特定部位感到冷，可持续数分钟或数小时。怀疑为雷诺现象时，应尽快到医院就诊。

甲状腺功能减退症的典型症状为畏寒，其他症状包括持续疲劳、体重增加、脱发、皮肤干燥、反复瘙痒、感冒不耐受（即使在温暖的环境中也感到寒冷）等。在这种低甲状腺素状态下，机体试图采取措施来保存热量和能量，从而引起许多代谢缓慢的症状，其中包括鼻冷。

严重糖尿病且不进行治疗，可能会导致严重的血液循环问题，也可以使患者感到鼻冷。糖尿病患者（1型或2型）如果不合理控制血糖水平，其四肢的神经损伤和血管损伤风险将变得很高。高血糖的其他症状包括伤口难以愈合、频繁排尿、过度饥饿、口渴、疲乏、视力模糊、高血压、四肢麻木（特别是脚部有针刺的感觉）、体重减轻或恶心等。当怀疑患糖尿病时，患者应到医院内分泌代谢科就诊，明确病情，制订治疗方案，控制血糖。

心脏不健康可导致循环不良，可能的症状是鼻冷。动脉粥样硬化、心肌无力

（心肌病）和周围动脉疾病等心脏病可大大削弱四肢的血液循环。心脏病的症状包括心律不齐、胸痛、胸闷、压榨性呼吸困难等，特别是运动时出现以上症状，需要高度警惕心脏病变。怀疑心脏病发作时，应立即到医院就诊。

此外，鼻冷可能是更严重疾病的一种警示信号。它能告诉我们整体的健康状况。即使在温暖的天气，如果经常感到鼻冷，或者长时间感觉疼痛、烦躁或伴有其他症状，应到医院就诊，以确定是否存在潜在的健康隐患。

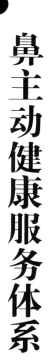

第二章

鼻主动健康服务体系

在全面推进"健康中国"建设的背景下，鼻主动健康服务体系的构建显得尤为重要。本章旨在深入探讨如何通过构建一个全面、系统的鼻健康服务体系来提升公众对鼻生理和病理的认识，增强对鼻健康的重视，从而实现早期发现鼻病风险因素和征兆，获得个性化的预防和管理方案。本章将进一步阐述如何促进个人主动参与鼻健康管理，提高自我健康管理能力，并通过收集和分析鼻相关的健康数据，促进科学研究和治疗的进展。

此外，本章还将讨论如何提升鼻主动健康服务的质量和效果，持续改进服务体系，并通过信息技术提高服务的效率和便捷性。鼻主动健康服务体系的平台建设不仅关乎个体健康，也是提升医疗服务效率、推动医疗健康产业发展的重要途径。同时，将介绍包括鼻健康体检普查平台、鼻早期精查诊断平台、鼻多学科协作诊疗平台、鼻主动健康随访平台及鼻健康信息交互共享平台在内的构建思路和实施策略。通过这些平台的有机整合，期望为公众提供更加便捷、精准、全面的鼻健康服务，同时为科研工作者提供宝贵的数据资源，推动鼻健康领域的科学研究和临床治疗不断取得新进展。

第一节 鼻主动健康服务体系的指导思想和基本原则

鼻主动健康服务体系的指导思想是以人为本，以预防为主，综合施策，全面管理，实现全生命周期的健康管理，倡导个体主动参与，提高健康意识，促进鼻的健康保护和提高整体生活质量。在构建鼻主动健康服务体系时，通常需要遵循以下基本原则。

1. 全面性原则

鼻主动健康服务体系应覆盖预防、筛查、诊断、治疗、康复、健康教育等全过程，关注鼻健康的各个方面。通过提供全面系统的鼻健康服务，实现鼻病的早期发现、早期干预和全生命周期的健康管理，最大程度地降低鼻病的发生率。同时，还应关注与鼻健康相关的其他部位和器官的主动健康，建立多系统联动的健康管理体系。

2. 个性化原则

鼻主动健康服务体系应根据每个个体特有的体质、习惯、需求等情况，制订个性化的健康管理方案和干预措施。对个体鼻健康状况进行全面评估并提供个性化的健康管理方案，能够满足不同人群的健康需求，通过针对性强的服务，从而达到最佳的健康效果。

3. 综合性原则

鼻主动健康服务体系应采取多学科团队合作模式，充分发挥耳鼻喉科、呼吸科、免疫学、营养学等不同学科的专业知识与技能优势，达到综合防治效果。通过对鼻病的系统诊断和综合治疗，实现医疗、药物、护理、心理、营养、生活方式等多方面的调整，为患者提供全方位的健康服务与支持。

4. 连续性原则

鼻主动健康服务体系应建立完备的健康追踪机制，对鼻病患者进行长期的定期随访与健康管理。通过定期回访评估患者健康状况，进行持续性的健康指导、健康教育和行为调整，确保患者持续地接受科学有效的健康管理，最大限度地降低疾病复发或并发症发生的概率。

5. 信息化原则

鼻主动健康服务体系应充分利用大数据、人工智能、区块链等现代信息技术手段，建立系统化的健康数据统计与管理系统，实现不同医疗机构间健康信息的互通共享。通过对大量鼻健康数据的智能分析，个体可以获得更精准的健康评估及医疗建议。同时，个体授权贡献自身匿名化的健康数据，也可以推动鼻健康领域的研究发展与创新。

6. 科学性原则

鼻主动健康服务体系应建立在科学的研究理论与医疗实践基础之上，以证据为基础，持续推动鼻健康的科研与创新。通过科学系统的研究，不断优化完善鼻病的预防措施、诊断方案、治疗流程与健康管理策略，大幅提升鼻主动健康服务的质量与效果。

7. 参与性原则

鼻主动健康服务体系应充分调动个体主动参与的积极性，鼓励个体自觉加强健康意识，并积极参与制订健康管理方案、选择医疗方式。通过为个体提供量身定制的健康教育、操作指导、病情管理措施等服务，激发其自我健康管理的能力，实现医患共同参与鼻健康管理的目标。

8. 可持续性原则

鼻主动健康服务体系应考虑长远发展，建立稳固的资源保障机制、技术支撑和政策支持体系，以保证服务的持续性。通过合理规划医疗资源配置、建立财政投入保障机制、完善法规政策支持，确保鼻主动健康服务可持续地惠及全民。

9. 社会参与原则

鼻主动健康服务体系应广泛动员社会各界力量支持和参与，形成全社会共同关注鼻健康的局面。通过建立政府、医院、科研机构、公益组织、媒体、企业等多方合作机制，并采取立法、财政支持、公益宣传、技术支撑等措施，整合社会资源，促进鼻健康事业的发展。

10. 政府主导原则

政府应承担起推动和引导鼻主动健康事业发展的主导责任，比如制定支持性政策法规，加大财政投入，开展健康教育与宣传，进行鼻健康数据监测，鼓励公众自觉管理鼻健康。通过收集公众健康信息，政府可以了解健康管理效果，并及时调整政策，更好地满足公众的鼻健康需求。

第二节　鼻主动健康服务体系的构建

一、工作任务及具体目标

鼻在呼吸系统和感知系统中发挥着关键作用。首先，鼻通过过滤和保护呼吸道，阻止灰尘、花粉、细菌等有害物质进入肺部，从而保护人体健康。其次，鼻是感知气味的主要器官，嗅觉在食欲、安全意识和情绪调节等方面都具有重要影响。此外，鼻还参与声音的共鸣，对语音产生影响。因此，通过提供全面的鼻健康服务和支持，构建鼻主动健康服务体系，进而促进鼻的健康、预防疾病的发生，并提高整体的生活质量。但如何简单有效地构建起鼻主动健康的体系呢？这就需要明确的工作任务及具体目标。

（一）提升公众对鼻生理病理的认知，重视鼻健康

开展鼻健康教育活动，提供相关的健康教育资料和宣传材料。举办鼻健康讲座、座谈会和社区活动，通过线上健康科普宣传鼻病的预防和管理知识。利用媒体、互联网等渠道，广泛传播鼻健康知识。

（二）早期及时识别鼻病风险，制订预防管理方案

开展鼻健康评估和筛查活动，包括问卷调查、体格检查和相关检测。建立鼻健康档案，记录个体的鼻健康信息，包括家族史、生活习惯等。根据评估结果，制订个性化的鼻健康干预方案，提供相关的健康指导和咨询。

（三）鼓励个人参与，增强自我鼻健康管理能力

提高个体对相关单位的信任度，增加相关单位之间的紧密合作，提供综合性的鼻健康服务。建立多学科的鼻健康团队，包括耳鼻喉科医生、口腔颌面外科医生、预防医学专家、免疫学专家、社会学专家等。开展跨学科的"大会诊"，制订综合性的鼻健康治疗方案。

（四）收集分析鼻健康数据，推动科研与治疗发展

建立鼻健康数据库，收集鼻病患者的基本信息、病史和治疗结果等数据。进行鼻流行病学研究，探索鼻病的发病机制、危险因素和疗效预测等方面的问题。推动临床试验和转化医学研究，探索新的治疗方法和技术。

（五）提高鼻健康服务质量，持续优化服务体系

建立鼻主动健康服务的质量管理体系，制定相关的指标和评估标准。定期进行服务质量评估和满意度调查，收集用户的反馈和建议。根据评估结果，调整和优化鼻主动健康服务的内容和流程。

（六）应用信息技术，提高鼻健康服务效率与便捷性

建立鼻主动健康服务的信息管理系统，实现电子健康记录和信息共享。开发鼻健康管理的移动应用程序，构建鼻健康体检普查平台、鼻早期精查诊断平台、鼻多学科协作诊疗平台、鼻主动健康随访平台以及鼻健康信息交互共享平台等，提供在线咨询、预约和健康监测等功能。整合人工智能和大数据分析技术，提供个性化的健康指导和智能化的主动健康工具。

二、重要意义

早在《灵枢·脉度》就有"肺气通于鼻，肺和则鼻能知臭香矣"的描述。此外，《素问·金匮真言论》也说："开窍于鼻，藏精于肺。"可见，肺司呼吸，鼻为呼吸出入之门户，肺气调和，鼻正常通气，则呼吸畅利。因此，保持鼻部的健康和功能正常，对于机体的健康至关重要。现代医学对鼻的解剖、生理和病理等方面也有了更深入的认识，尤其是对其呼吸与嗅觉功能的理解。随着人们健康意识的提高和对"全息健康"的追求，构建鼻主动健康服务体系变得尤为重要。鼻主动健康服务体系强调个体主动参与和管理自己的鼻健康，通过提供全面的健康服务和支持，促进鼻的健康、预防疾病的发生，进而提高整体的生活质量。鼻主动健康服务体系构建的意义主要有以下 8 个方面。

（1）提升鼻健康意识。通过健康教育、宣传和科普推广鼻健康知识，使得人们能够更好地了解鼻的结构、功能和常见疾病，有助于增强人们对鼻健康的重视。

（2）预防鼻病的发生。鼻主动健康服务体系强调以预防为主，通过提供定期的鼻健康检查、筛查和评估，可以早期发现鼻病的危险因素，采取相应的干预和预防措施，减少鼻病的发生。

（3）促进鼻健康管理。鼻主动健康服务体系鼓励个体主动参与鼻健康管理。通过提供个性化的健康管理计划、健康指导和培训，人们可以学习到如何正确地清洁鼻腔、保持鼻腔湿润、调节饮食等鼻健康管理的方法，从而预防疾病的发生，减轻鼻病症状，提高生活质量。

（4）促进多学科合作。鼻健康涉及多个学科领域，包括耳鼻喉科、眼科、口腔颌面外科、呼吸内科、心理科等。构建鼻主动健康服务体系可以促进不同学科

之间的合作，形成一个综合性的鼻健康服务网络。医生、护士、营养师和心理健康专家等可以共同为患者制订个性化的鼻健康方案，提供全方位的鼻健康服务。

（5）提高健康素养。鼻主动健康服务体系可以提高人们的健康素养，使他们具备自我管理和自我决策的能力。通过提供相关的健康教育和培训，人们能够习得分析鼻健康问题的技巧、寻求适当医疗协助的方法以及合理使用药物的知识，从而提升对鼻健康的判断能力和自我护理水平。这些努力有助于个体更好地掌握自身鼻健康的关键知识和技能，以便更好地管理和应对相关问题。

（6）降低医疗成本。通过养成健康的生活方式，加强鼻健康的预防和管理，可以减少鼻病的发生，特别是主动进行鼻咽癌的预防、筛查及体检，做到早诊早治，以降低医疗费用的支出。此外，鼻主动健康服务体系还可以提供健康保险、健康优惠和减免费用等福利，鼓励人们积极参与鼻健康管理，从而减轻个人和社会的经济负担。

（7）促进科学研究和数据收集。通过建立鼻健康数据库和研究机构，收集和分析大量的鼻健康数据，可以深入了解鼻病的发生机制、流行病学特征和防治效果，为鼻健康管理提供科学依据和指导。

（8）提升社会健康意识。通过广泛的宣传和推广，人们能够了解到鼻主动健康的重要性，从而形成良好的鼻健康行为习惯和生活方式，促进整个社会健康意识的提升，这将为整个社会的健康发展和疾病预防做出积极贡献。

综上所述，构建鼻主动健康服务体系对个人、社会和国家都具有重要意义。它不仅能够提升人们对鼻健康的认识和意识，预防鼻病的发生，还能够促进多学科合作，提高健康素养，降低医疗成本，促进科学研究和数据收集，以及提升整个社会的健康意识。通过共同努力，可以建立一个全面、可持续的鼻主动健康服务体系，为人们的鼻健康和整体福祉做出积极贡献。

第三节　鼻主动健康服务体系的建设内容

一、内涵建设

旧有的医学模式着重于降低疾病发生风险以及医治疾病本身。通常情况下，是已经处于疾病状态的患者被动地寻求治疗，即"被动医疗"模式。随着人们对健康需求的日益提高，医疗目标已不再局限于医治鼻病，而是拓展到追求主动获得持续的鼻健康能力，并拥有健康的生活品质及完备的社会适应能力，这就是鼻主动健康的含义。然而，鼻主动健康绝不仅仅停留于个人主动关注鼻健康信息，或者主动选择鼻健康行为的单一层面上。构建一整套可匹配鼻主动健康要求，为鼻病防治干预、鼻健康的促进实施提供支撑保障的服务体系是必不可少的。鼻主动健康服务体系需要具有以下作用：有利于政府引导、群众参与；有利于逐步提高群体的自我健康管理意识；有利于统一规划、规范行为和满足鼻健康管理标准化的要求。鼻主动健康服务体系的构建，最终目的是为广大人民群众的鼻健康构筑起一道坚固的屏障。

二、组织及运行架构建设

主动健康服务最显著的特点是对服务对象全生命周期的监控与管理。在鼻主动健康服务体系的组织架构中，根据参与者所扮演的角色不同，可分为服务提供方、服务接受方与第三方。服务提供方主要指医疗卫生服务机构，包括公立医疗机构、私立医疗机构、疾病防控机构等；服务接受方主要是指居民或鼻病患者；第三方主要指参与医疗卫生服务的政府监管机构、医疗保险机构、第三方健康管理机构及第三方健康检查检验机构。下面以建立鼻咽癌主动健康服务体系为例，简述其组织及运行架构的建设。

（1）服务提供方包括负责鼻咽癌早期筛查的体检机构（健康体检中心），负责鼻咽癌防治健康科普、咨询的鼻咽癌健康管理门诊，负责鼻咽癌高危人群精查的内镜中心，负责提供多学科共同参与个体化肿瘤专科治疗的鼻咽癌专病病房（鼻咽癌单病种病区），负责提供鼻咽癌治疗后标准化、规范化定期复查的鼻咽癌随访中心，负责为鼻咽癌复发、放疗并发症提供精准外科干预的耳鼻咽喉头颈科技术团队等。上述主动健康服务体系的提供方为鼻咽癌患者提供全生命周期、全流程的主动健康管理服务。

（2）服务接受方包括鼻咽癌患者及高危人群。

（3）第三方包括负责监管鼻咽癌主动健康服务开展的政府管理机构、为服务接受方提供医疗卫生保险服务的商业保险公司、公立及非公立的健康管理机构、除医疗机构以外提供精准分子检测的第三方检测机构等。在鼻咽癌主动健康服务体系中，服务提供方、服务接受方与第三方各司其职、协同合作，用最经济有效的主动健康策略，将鼻咽癌的预防关口前移，同时为鼻咽癌患者提供全生命周期的主动健康管理与服务。

三、监管及考核规则建设

鼻主动健康服务体系的构建需要接受政府医疗卫生监管部门的规范与引导。正确的监管可以保障鼻主动健康服务体系的构建遵守国家卫生法律法规，有效维护公共卫生和医疗服务秩序，促进经济社会协调发展，并始终以人民群众健康为目标。鼻主动健康服务的监管体系建设主要包括监管机构和监管队伍建设。鼻主动健康服务的监管职责由卫生医疗行业的政府监管部门执行（即各级卫生健康委员会及卫生监督部门），监管队伍则主要由上述政府管理机构的专属部门人员构成。鼻主动健康服务体系的不断发展与完善有赖于建立一支专业高效、统一规范、文明公正的监督队伍。此外，还需要进一步完善鼻主动健康服务体系的相关监管法规，进一步明确监管任务和职责，并进一步健全监督运行机制。

鼻主动健康服务体系的构建也需要建立相应的考核标准，以利于合理调配目前尚有限的社会卫生医疗资源，并形成有效的激励机制。鼻主动健康服务体系的考核应当包含医疗服务能力、医疗质量与安全、运营管理、人才培养四个维度。医疗服务能力应当根据硬件设施、服务人群数量以及提供鼻主动健康服务的质量予以考核；医疗质量与安全考核包括医疗管理、护理管理以及质量管理等；运营管理考核应包括内控制度、行风建设以及后勤保障；人才培养的考核主要包括继续教育水平、鼻主动健康科研水平以及相关的人才引进。

四、发展规划建设

截至目前，我国尚未制定针对某种疾病（如鼻病）的主动健康服务体系专项发展规划。因此，鼻主动健康服务体系的构建同样应包含其发展规划的建设。主动健康服务体系规划作为一项政府管理职能，应该根据自然及社会环境条件、现实社会卫生状况、所在区域内主动健康服务需求等因素，确立主动健康服务体系的发展目标、构建模式、运行机制以及监督考核，通过政府管理部门的统筹安排、优化配置、合理组织并引导主动健康资源的时空分配。鼻主动健康服务体系发展规划属于卫生健康专项规划，其要素包括以下六点：①发展规划建设应由政府卫生健康部门组织并协调实施。②发展规划建设的目标是补充、完善卫生健康服务体系和管理体制，提高主动健康资源的可获得性、可及性和可负担性，提高人民群众健康素养，满足人民群众鼻主动健康服务需求。③发展规划建设的客体是大健康、大卫生的相关方及其资源。④发展规划建设的内容是确立鼻主动健康服务发展战略，制定政策措施，核心是对客体（即大健康、大卫生的相关方及其资源）进行优化配置。⑤鼻主动健康服务体系发展规划的层级可分为国家、省（自治区、直辖市）、市、县四级。⑥鼻主动健康服务体系规划的周期一般为五年。

第四节　鼻主动健康服务体系的平台建设

一、鼻健康体检普查平台

通过构建鼻健康体检平台，主动地将鼻病的预防关口前移。一方面，充分利用已建立的健康体检中心，通过症状、体格检查、影像学检查、内镜检查以及实验室检查等常规手段，在健康体检人群中筛查出早期鼻病患者；另一方面，根据流行病学大数据在局部高发地区对高危人群进行普查，运用兼具敏感性及特异性的普查方法，发现处于疾病发展早期的患者。运用上述人群筛查与高发区普查相结合的方式，实现对鼻病的早期识别、早期发现。

二、鼻病早期精查诊断平台

建立鼻病早期精细筛查诊断的技术平台，实现对早期鼻病患者的精确诊断。通过检测特异性的疾病分子标志物、精细高分辨率内镜、特定部位 CT 或 MRI 融合影像学检查等精准专科检查、微创组织病理活检等手段明确早期鼻病的诊断。以鼻咽癌的早期精查诊断平台为例，通过开设鼻咽癌主动健康防治门诊，接诊健康体检普查平台筛选出的鼻咽癌城市高危人群，通过持续监测鼻咽癌肿瘤标志物血清 EB 病毒 DNA 动态水平，以及运用窄带成像（narrow-band imaging，NBI）内镜技术的靶向活检提高早期确诊率。广西壮族自治区人民医院自 2017 年在国内率先开展基于 NBI 特殊光染色的高危城市人群早期内镜精查，仅半年就从 2000 名高危人群中发现鼻咽癌患者（T1/T2 期）15 例。

三、鼻病多学科协作诊疗平台

传统单一学科的疾病管理模式已不能适应鼻主动健康的诊疗需求。建立鼻病多学科协作诊疗体系可为鼻病患者提供"一站式"全流程个性化诊疗服务。鼻病的诊疗过程通常包括首发症状的接诊，鼻部及邻近解剖区域（外鼻、鼻腔、鼻窦、颅底、眼眶、鼻底、软腭及硬腭等）的专科检查、病理活检及诊断、临床分期分型、个体化治疗方案的制订等。

以鼻咽癌为例，全流程疾病管理包括鼻咽部及邻近解剖区域的专科检查、病理活检及诊断、影像学临床分期及分子病理分型，肿瘤放疗靶区的描画及实施，个体化同步化疗方案的制订，治疗过程中并发症及治疗结束后相关后遗症的处理，放化疗失败后外科手术的干预，肿瘤复发及转移后的综合治疗策略等。鼻咽癌多学科协作诊疗平台通过建立一支由耳鼻咽喉头颈外科、肿瘤放疗科、肿瘤化疗科、医学影像科及分子病理科医生组成的鼻咽癌诊疗团队，各专科医师发挥专业特长，优势互补，使得每一位鼻咽癌患者的诊疗全程都能得到全面专业的医疗服务，提高患者的生存率并改善其生活质量。同时，在此过程中探索研究肿瘤放射治疗新技术、新型化疗方案及分子靶向药物在鼻咽癌综合治疗中的临床价值及应用前景。

四、鼻主动健康随访平台

鼻主动健康随访平台的建立，旨在为鼻病患者提供全生命周期的主动健康服务。构建鼻主动健康随访平台，通过住院复查、门诊复诊、电话随访及手机 App 客户端交互等多种方式对鼻病患者进行全生命周期的跟踪随访，评估治疗结束后患者的远期临床预后，并能及早发现疾病复发及进展；同时提供主动健康宣教，纠正患者不良的生活习惯，降低疾病的复发风险。而对于鼻咽癌这一类区域性高发的恶性肿瘤，尚需进一步建立统一的鼻咽癌随访检查规范及质量控制标准。

五、鼻健康信息交互共享平台

鼻健康信息交互共享平台不仅负责收集上述四个主动健康服务体系平台的临床信息资源，还在不同的主动健康服务体系平台之间通过智能化信息技术实现大数据的交换与共享。例如，鼻健康体检普查平台为早期诊断平台提供精查对象，后者通过数据分析反馈给前者，成为进一步优化普查手段的依据；鼻多学科协作诊疗平台为随访平台提供随访的病源数据，后者又为前者提供可靠的随访数据，以利于临床远期疗效的评估分析，进一步提高鼻病专科诊疗水平。此外，鼻健康信息交互共享平台的建立可进一步推动区域内鼻病随访病例的信息化管理及共享平台的建立，实现鼻病多中心随访数据的共享，为鼻病相关医疗决策的制订提供大数据支持，同时为临床研究提供数据发掘及分析处理的信息化途径。

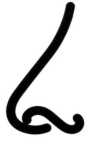

第三章 鼻主动健康前沿信息技术的应用

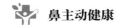
随着科技的不断进步，人类对于自身健康的关注度也日益提高。在这一背景下，鼻主动健康前沿信息技术应运而生，成为健康科技领域的一大亮点。该技术通过综合利用现代传感器、数据分析以及人工智能等手段，旨在实现对人体健康状态的实时监测与预警，进而促进个体健康水平的提升。

第一节　鼻主动健康中的生物信息学与遗传风险评估

在鼻主动健康方面，生物信息学技术的应用主要体现在对基因表达谱的分析上。通过对鼻咽癌患者和健康人群的基因表达数据进行对比，可以发现与鼻咽癌发病相关的关键基因和信号通路。这些关键基因的异常表达往往与鼻咽癌的发生、发展密切相关，因此，对它们的监测和分析有助于及早发现隐匿的鼻部疾病。遗传风险评估则是基于个体遗传信息的差异，来预测个体患病风险的一种方法。通过遗传风险评估，可以帮助人们了解自己的遗传背景，从而制订更为个性化的健康管理方案。下列常见的鼻部疾病，是鼻主动健康生物信息学及遗传风险评估应用的典范。

一、过敏性鼻炎的遗传基因与主动健康管理

过敏性鼻炎是一种常见的慢性炎症性疾病，其形成源于变应原与体内特异性 IgE 结合，引发炎症及过敏性症状。在过去的几十年里，过敏性鼻炎的发病率逐步攀升。无论是在双胞胎案例的研究中，还是通过研究几代人与疾病发生的关系，过敏性鼻炎均呈现强烈的遗传性。据估计，基因遗传可以解释 90% 的过敏性鼻炎风险，这为通过遗传风险评估实现过敏性鼻炎的主动预防提供了理论依据。

全基因组关联分析（genome-wide association study，GWAS）为研究多因素疾病提供了新途径。GWAS 指在全基因组层面上，开展跨多中心、大样本、经多次验证的基因与疾病相关性研究。通过对规模庞大的群体的 DNA 样本进行全基因组高密度遗传标记（如单核苷酸多态性或拷贝数变异等）分型，GWAS 致力于寻找与复杂疾病相关的遗传因子，从而全面解析疾病的发生、进展以及治疗机制。通过检测基因组中成千上万的遗传变异，GWAS 能够识别与特定性状或疾病具有统计学显著性关联的变异。自 2005 年首次提出 GWAS 以来，已经报道了超过 50000 个全基因组意义水平的基因变异与常见疾病以及遗传缺陷之间的关联。过敏性鼻炎的发展受到遗传易感性和适当环境暴露时间的双重影响，GWAS 在大规模样本中成功识别和复制了多个关键风险区域，为理解过敏性鼻炎的遗传学背景提供了宝贵的信息。例如，Filaggrin 蛋白质的基因缺陷与过敏性鼻炎风险增加密切相关；位于染色体 6p21 区域的 PBX2 基因在我国人群中与过敏性鼻炎有显著关联；WDR36 基因编码的 WD 重复蛋白家族成员参与多种细胞功能，包括信号传导和细胞凋亡，并与哮喘和过敏密切相关，在汉族人群中与过敏性鼻炎有关联。GWAS 对于理解与特定性状相关的基因组功能至关重要，其结果结合多种生物数据集的整合策略，为我们提供了重要的帮助。例如，GWAS 与表达研究的整合强调了线粒体途径在过敏性鼻炎机制和治疗靶点研究中的重要性。因此，通过识别与过敏性鼻炎相关的遗传变异因子，全基因组关联研究不仅加深了我们对疾病遗传机制的理解，而且为个体化预防策略提供了科学依据。

加权基因共表达网络分析（weighted correlation network analysis，WGCNA）和转录组水平的探究为过敏性鼻炎筛选出一系列生物标志物。例如，CST1 基因在过敏性鼻炎合并哮喘患者的气道中被上调，参与炎症和免疫反应，可能是气道过敏性疾病的生物标志物。在过敏性鼻炎中，鼻腔上皮细胞和肥大细胞会分泌大量 TNF-α，并进一步激活上皮细胞和引发炎症反应，导致炎性因子增加，促进病情发展。研究发现，抗 TNF-α 纳米抗体与单宁酸组装成的纳米颗粒能显著降低小鼠过敏性鼻炎模型鼻黏膜中炎症细胞的浸润、黏液分泌细胞和肥大细胞数量，同时下调 TNF-α、IL-4、IL-5 和 IL-13 的 mRNA 水平，提高紧密连接蛋白 ZO-1、occludin、claudin1 和 claudin5 的表达水平，有效恢复上皮屏障功能，揭示了 TNF-α 可能是治疗过敏性鼻炎的潜在靶点。在对季节性过敏性鼻炎患者基因表达谱的 RNA-seq 分析中发现，季节性过敏性鼻炎患者外周血单个核细胞表现出 CD8⁺T 细胞增加和中性粒细胞降低的趋势，Toll-like 受体信号通路在患者中被激活，同时患者鼻黏膜区域的 CD4⁺T 细胞相关基因、细胞因子和通路被激活。这反映了 T 细胞受体信号通路、Th1/Th2 细胞分化可能有助于过敏性鼻炎的进展。同样地，有研究通过高通量测序技术分析了过敏性鼻炎患者鼻黏膜中 circRNA、miRNA 和 mRNA 表达谱，构建了由 17 个 miRNA、11 个 circRNA、29 个 mRNA 和 64 个相互作用组成的差异表达 circRNA-miRNA-mRNA 串扰网络。发现这些基因主要参与 Wnt 信号通路、TNF 生物合成、炎症反应、PI3K-Akt 信号通路和 Toll-like 受体信号通路。有研究使用 SymMap 数据库和 TMNP 算法发现 IFN-γ 作为免疫和神经回路之间的分子连接，是过敏性鼻炎的关键靶点。基于临床数据的转录谱研究显示，血细胞特异性 IFN-γ 共表达基因模块在过敏性鼻炎患者中表达不足，进一步验证了 IFN-γ 作为过敏性鼻炎靶标的潜力。表观基因组学和转录组学提供了一系列探索遗传背景如何促进过敏性鼻炎和其他过敏性呼吸系统疾病的分析方法。另外，高通量的甲基化分析也为阐明基因调控机制并确定新的生物标志物提供了技术手段。因此，结合表观遗传学和各种组学分析不仅能够更全面地了解遗传背景促进过敏性鼻炎发生的分子机制，还揭示了免疫平衡的新路径。这些发现为开发针对特定生物标志物的预防性干预措施提供了可能，如通过营养补充、生活方式调整等手段，优化个体的遗传表达模式，降低过敏性鼻炎的遗传风险以实现主动健康。

网络药理学分析为药物研发带来新的思路。该方法基于药物之间在结构、功效等方面的相似性，考虑机体内靶标分子、生物效应分子的多种相互作用关系，通过构建药物—药物、药物—靶标等网络，来预测药物的功效以及与特定功效相对应的药物。在中药玉屏风散的研究中发现，玉屏风散包含的 3 种有效草药中有 30 种有效成分，其作用靶点主要富集在免疫炎症相关的生物学通路。玉屏风散治疗降低了过敏性鼻炎小鼠中 EGFR、MAPK1、AKT1 基因的表达，并抑制了炎症因子 IL-4、IL-5 和 IL-13 的产生，从而减少了 IgE 的产生并减轻过敏性鼻炎小鼠挠鼻子的症状。分子对接发现了玉屏风散的活性成分与 EGFR、MAPK1 和 AKT1 蛋白的结合位点，解释了玉屏风散在过敏性鼻炎治疗中的作用机制，为定向治疗提供了可能性。网络药理学的应用进一步拓宽了主动健康管理的视野，特别是对于具有复杂遗传背景的过敏性鼻炎。这种精准医疗策略，强调了在了解个体遗传倾向的基础上，采取主动干预措施，维护鼻部健康的重要性。

二、鼻咽癌遗传风险评估与主动防控策略

鼻咽癌是一种与 EB 病毒感染相关、发生在鼻咽腔的恶性肿瘤，主要高发于东亚和东南亚地区，具有明显的遗传易感性。尽管环境因素在鼻咽癌发病中扮演着重要角色，但是越来越多的研究表明，遗传易感性在鼻咽癌的发展中起着关键作用。遗传易感基因与个体在特定环境暴露下发病的风险相关。近年来，众多研究聚焦于鼻咽癌遗传易感基因的鉴定、验证及其与疾病发病机制的关系。

多项研究采用测序技术、芯片等多种分子生物学实验技术，结合生物信息学分析方法，从不同层面阐明了遗传因素在鼻咽癌中的作用机制，为鼻咽癌的遗传学研究提供重要技术支撑。已有多项全基因组关联研究等证据表明鼻咽癌存在很大的遗传易感性，但全基因组关联研究鉴定的遗传变异仅占鼻咽癌遗传易感性的 8.2%，大部分潜在的遗传易感性仍然未确定。

鼻咽癌最强的遗传信号始终在 6p21 上人类白细胞抗原（human leukocyte antigen，HLA）区域，然而 HLA 区域的高多态性和复杂的连锁不平衡掩盖了这种变异。近期，转录组关联研究（transcriptome-wide association study，TWAS）可识别新的基因性状关联，从而高效地评估遗传预测的基因表达水平与大量人群疾病风险之间的关联。研究证实了 HLA 基因在鼻咽癌易感性中的核心作用，除了 HLA Ⅰ类基因外，HLA Ⅱ类基因和其他非经典 HLA 基因，包括 HLA-DQB1 和 HLA-DOB 在内的 7 个基因也被发现作为致病基因，这些基因在宿主和病毒之间的平衡中起着关键作用，证明了位于主要组织相容性复合体（major histocompatibility complex，MHC）区域的 HLA 基因的多态性与鼻咽癌风险相关。对 5689 名香港汉族人群的 MHC 区域进行深度测序，发现 HLA-B07：05 等位基因以极低频出现在对照组，而完全不存在于鼻咽癌病例组，提示其可能对鼻咽癌有保护作用。Sanger 测序技术也证实了 HLA-B46：01 与鼻咽癌的正相关关联性。基因组单核苷酸多态性数据显示 HLA-DRB1*09：01 与 EB 病毒再激活指标 Zta-IgA 血清阳性呈正相关，提示该基因型可能影响宿主对病毒感染的免疫应答，从而影响鼻咽癌的发生。

有研究通过对台湾 97 个鼻咽癌高危家族 251 例患者进行全外显子组测序，确定了多个与癌症发病机制、病毒感染或对感染的免疫反应相关的基因变异。RAD54L、EML2、TP63、ERCC2、MUTYH、BRCA1 等多个基因上的稀有致病性

突变与家族性鼻咽癌相关，这些基因参与 DNA 损伤修复、端粒生物学等癌症相关过程。另外，散发性鼻咽癌相关的常见变异位点，如 CDKN2A/2B、BRD2 等基因，也可见于这些家族性鼻咽癌患者中，提示一些遗传因子可能是共通的。除 HLA 区域和稀有变异外，一些常染色体区域的单核苷酸多态性也与散发性鼻咽癌风险相关。例如，在一项基于医院的病例对照研究中，研究人员选取了 TRAF3、NFKBIA、CHUK 和 MAP2K4 基因中的 73 个单核苷酸多态性位点，发现 NFKBIA 基因启动子 SNP rs2233409 的等位基因携带者患鼻咽癌风险增加，意味着 NFKBIA 基因 rs2233409 多态性可能与鼻咽癌风险有中等程度的相关性。另外，代谢相关酶基因 GSTM1、GSTT1 和 CYP1A1 等也与鼻咽癌风险的增加有关，并可与吸烟、饮食习惯等环境因素产生交互作用。

靶向二代测序技术通过选择性富集感兴趣的基因或区域进行测序，可以快速、准确地检测出多个基因的突变情况。有研究通过探索鼻咽癌患者疾病复发情况与基因组变异之间的关系，对有无复发患者进行了深度靶向二代测序，发现 BRCA1 和 TP53 突变在复发患者中显著富集，TP53、ZNF217、VEGFB、CDKN1B、GNAS、PRDM1 和 MEN1 的基因组变异与较短的总生存期相关。在复发组中，治疗后肿瘤的 CDK4、FGFR3、ALK、BRCA1 和 CHEK2 基因组变异也发生了改变，提示这些基因可能具有作为药物靶点的潜力。

因此，多种测序技术，如 Sanger 测序、靶向二代测序、全外显子组测序技术和 MHC 区域特定捕获测序等，结合 PCR-RFLP、基因组单核苷酸多态性芯片等分子生物学实验技术，可以为鼻咽癌的遗传学研究提供重要技术支撑。通过深入解析鼻咽癌的遗传基础，已有多个与疾病风险紧密相关的遗传易感基因被发现。不同遗传因素可能通过影响对 EB 病毒感染的免疫应答、DNA 损伤修复能力、基因表达调控等途径参与鼻咽癌的发生过程。这些发现不仅增进了对疾病机制的认识，而且促进了从遗传倾向识别到主动健康管理策略的转化，包括个性化风险评估、早期筛查、生活方式调整等，为高风险群体提供了针对性的健康建议和监测方案。通过深入理解遗传风险、多因素交互作用及个体化干预策略，逐步实现以预防为主导，结合精准医疗的鼻咽癌防控新模式。

三、鼻窦炎微生物组的生物信息学探索与解析

鼻窦炎是由病毒、细菌或真菌等病原体感染引起的鼻窦黏膜炎症。其主要症

状包括鼻塞、鼻腔分泌物增多、面部压痛等。鼻窦炎在全球各地广泛存在，在发达国家及气候干燥、空气污染严重地区的发病率较高。鼻窦炎的发病机制涉及鼻黏膜黏液层防御功能下降、鼻腔黏膜血流量减少、鼻腔通气功能障碍等。病原体感染和过敏反应等因素可引起鼻黏膜炎症，影响鼻腔黏液清除功能和鼻窦通气功能，从而导致鼻窦炎的发生。鼻窦炎可分为急性鼻窦炎（acute rhinosinusitis，ARS）和慢性鼻窦炎（chronic rhinosinusitis，CRS）。前者一般可在短期内自行痊愈，后者症状可持续 12 周以上，常反复发作，可引起鼻黏膜增生、鼻息肉、鼻中隔穿孔等并发症。慢性鼻窦炎是一种复杂的上呼吸道慢性炎症性疾病，与慢性鼻窦炎相关的环境因素包括变应原、毒素等，宿主因素主要为遗传易感性和局部或全身免疫系统功能紊乱。此外，微生物组的研究以及微生物在慢性鼻窦炎中的交互作用也受到了广泛关注，细菌、真菌、超抗原、生物膜等在黏膜内的停留都被认为可能是慢性鼻窦炎的致病因素。多种检测技术，包括荧光原位杂交、质谱分析、DNA 微阵列和二代测序等，为慢性鼻窦炎的多微生物交联和细菌可能发挥的潜在致病作用提供了更清晰的认识。例如，从二代测序获得的数据为慢性鼻窦炎患者存在鼻窦微生物群落扰动的理论提供了证据支撑。许多慢性炎症性疾病与局部微生物群向炎症构型的转变有关。生物信息学和组学技术的应用极大推进了对鼻窦炎发病机制的理解，并为早期诊断和预防提供了技术支持。

慢性鼻窦炎患者微生物组研究表明，无论疾病状态如何，其总体细菌负担都相对相似，但生物多样性标志物通常显著减少，丰度、均匀度和多样性都显著降低。这也是许多慢性炎症性疾病的共同特征。在慢性鼻窦炎患者中，金黄色葡萄球菌、棒状杆菌属和各种厌氧菌（如拟杆菌属、胃链球菌属、普雷沃氏菌和梭杆菌等）显著富集。微生物群落的破坏导致关键共生物种的丧失，这些共生物种可能会阻止病原体的过度生长，而慢性鼻窦炎微生物群的多样性丧失被认为可能是组织嗜酸性粒细胞增多和黏膜炎症的原因之一。

在慢性鼻窦炎与细菌感染之间的关联及相互作用研究中，涉及与生物信息学相关的主题包括以下五方面：①鼻窦炎组织和体液样本的组学分析。利用各种组学技术分析鼻窦炎患者的组织样本或体液样本，寻找相关的生物标志物。代表性技术包括基因表达谱芯片、RNA 测序、蛋白组学和代谢组学，样本来源主要包括鼻黏膜、鼻息肉和鼻涕等。但由于样本处理和技术方法之间的差异性，不同研究的结论仍需进一步验证。②生物信息学分析预测关键基因和通路。利用生物信息学工具对组学数据进行综合分析，寻找鼻窦炎发病过程中的关键分子和通路，主要借助 GO 注释、KEGG 通路及 PPI 网络等对差异表达基因进行功能注释和通路富集，以生成假说并为后续验证提供线索。③生物信息方法开发组学研究流程。采用多种算法对蛋白质组数据进行分类和预测模型构建，或建立 lncRNA-miRNA-mRNA 竞争内源 RNA 网络分析框架，通过设计和解释鼻窦炎组学研究策略，为标准化组学分析流程奠定基础。④分类预测模型开发。使用机器学习算法（如随机森林等）对蛋白质组数据进行分类，以区分鼻窦炎患者与健康对照患者，或基于多种生物标志物建立疾病早期诊断的预测工具模型。还有研究开发了鉴定特定菌种感染的诊断模型。⑤药物再利用分析。基于差异表达基因，使用多种数据库比较其反向表达带来的作用，预测潜在的治疗药物以及药物靶点。

因此，生物信息学相关技术的开发，为理解和利用鼻窦炎大规模组学数据提供了重要的分析框架和工具，这些技术对我们揭示鼻窦炎的分子机制、早期诊断、预后以及药物研发具有关键作用。通过主动健康策略，如改善生活习惯和增强免疫力，有望恢复微生物群的平衡，从而预防慢性鼻窦炎的发生或复发。生物信息学在推动科研进展、促进疾病研究和个体化医学方面具有巨大的潜力。通过分析鼻窦炎患者的基因组、转录组和蛋白质组数据，能够识别与疾病相关的基因变异和生物标志物，并预测药物的疗效和副作用。这些技术不仅有助于加速鼻窦炎的分子机制研究，还提升了早期诊断的准确性，助力疾病预后预测，并推动新药的研发，从而实现对鼻窦炎的主动预防和治疗。

第二节　鼻主动健康数据采集与筛查（移动端数据联通）

鼻主动健康信息的采集、处理和运用应当遵循系统性和科学性的原则及其指导框架，即以鼻主动健康运用为导向，确保信息采集内容的科学性和全面性，制订合理可行的信息采集方案，执行高效的数据信息管理方法，建立基于主动分析的鼻病预警机制，从而实现鼻主动健康管理目标。

一、鼻主动健康信息采集

为达到快速提取数据的初步目标，鼻病相关的主动健康数据采集应基于系统化和标准化的准则，其中包括建立数据格式和结构的标准规范、制定数据的传输协议以及数据信息的自动储存更新处理规则等。通过系统化和标准化地采集鼻主动健康信息，模块化和规范化地转化为主动健康行业的标准数据格式，方便鼻主动健康数据的操作、存储、编排、浏览以及汇总统计。

（一）鼻主动健康信息采集内容

鼻主动健康信息采集内容见表 3-2-1。

表 3-2-1　鼻主动健康信息采集内容

主动健康信息类别	主要组成部分
个人基本信息	个人身份信息、工作和收入信息、社保和医保信息、亲属信息
病历基本信息	遗传病家族史记录、过敏史记录、基础疾病记录、手术摘要记录
门（急）诊诊疗信息	病历记录、处方记录、护理记录、检查报告
住院诊疗信息	入出院记录、病历记录、处方记录、护理记录、手术记录、检查报告
健康体检信息	非因病就医的常规健康体检记录
个人健康信息	主动健康导向的个人健康信息记录（可穿戴健康设备、医院体检、基层卫生机构体检）
鼻病风险信息	（以鼻主动健康为导向）鼻病发生发展相关的遗传与环境因素信息，包括鼻病易感基因检测信息、鼻病家族遗传调查、鼻病相关感染性疾病检测、其他鼻病相关风险因素等

（二）鼻主动健康信息采集途径

鼻主动健康信息采集途径见表 3-2-2。

表 3-2-2　鼻主动健康信息采集途径

途径	途径说明	实例
可穿戴健康设备	可穿戴健康设备是贴近人体实现定时或实时监测记录健康数据的智能装置，可实现血压、血氧含量、心率、心电信号等健康信息的移动采集，可推送噪声、空气质量等环境信息，能通过 Wi-Fi、蓝牙等多种途径连接到管理终端（如手机、电脑、服务器、云端等），实现数据上传和分析结果的反馈，是主动健康信息移动收集的主要途径	智能手环、智能手表、智能跑鞋、智能腰带
健康驿站、医院体检中心、基层卫生体检机构	健康驿站、医院体检中心和基层卫生体检机构具备固定的健康信息采集设备，可为服务区域内主动健康人群提供定时定点的健康服务，可实现健康体检信息、个人健康数据等多类型主动健康数据的现场采集，并实现主动健康数据的上传，是主动健康信息现场收集的主要途径	健康驿站、医院体检中心、基层卫生体检机构

二、鼻主动健康信息处理

（一）数据标准化

数据标准化是鼻主动健康数据采集和处理的前提基础之一，是进行统一化数据采集、数据传输、数据分享的前提。建立统一的数据标准，有利于鼻主动健康后续平台的开发、建设和维护。

（二）数据采集与交换

各级医疗机构固定医疗设备或居民个人可穿戴健康设备可通过多种方式实现鼻主动健康数据的采集与交换（见表 3-2-3），并通过统一的数据标准格式和数据传输模式将鼻主动健康数据上传到鼻主动健康信息管理中心，实现异构数据资源的无缝衔接，实现多平台、多单位鼻主动健康数据的协同与共享，为鼻主动健康服务提供数据与技术支撑。

表 3-2-3　鼻主动健康数据采集与交换

数据处理技术	技术介绍
数据定时抽取	适用于直接统计分析或无须二次更新的数据内容，需预先制定数据抽取规则，可实现鼻主动健康数据库的定时扩容和更新，常常与数据实时抽取搭配使用

续表

数据处理技术	技术介绍
数据实时抽取	适用于鼻主动健康数据中需要新增、修改、删除的数据内容，需要预先设定数据抽取触发器和时间戳，分别通过MD5校验码和动态数据捕获实现主动健康数据的新增、修改、删除
数据主动采集	适用于多平台数据或不同客户端采集数据的上传与交换，可执行指定时间和指定内容的主动健康数据抽取与回传，通过配置多种主动采集规则灵活采集不同类型的数据，可实现鼻主动健康数据交换和共享
数据被动采集	适用于数据权限受限、无法实现数据主动采集的主动健康数据的采集，是数据主动采集的拓展和延伸。可通过建立前置的采集数据库，当达到配置时间标准或数据标准时，推送至鼻主动健康中心数据库

（三）数据整合

数据整合是将不同来源、不同格式、不同日期的数据采集后进行数据转化和存储的过程。在鼻主动健康信息数据整合的过程中，可以借助多种数据采集方式，将各级医疗体检中心、可穿戴健康设备等不同来源的鼻主动健康数据上传到中心数据库，通过格式转码、代码翻译等多种方式实现数据的统一与转化，最终储存到中心数据库，完成鼻主动健康数据的整合。

（四）数据清洗

数据清洗是处理鼻主动健康数据库中重复数据、错误数据、无效数据的过程。数据在采集、传输、整合过程中难免会出现差错，需要设立相应的数据清洗规则对鼻主动健康数据进行处理，以符合后续数据统计分析的基本要求。

三、鼻主动健康信息应用

鼻主动健康信息可用于过敏性鼻炎、鼻窦炎和鼻咽癌等鼻病的风险评估、鼻病风险群体标记、鼻病风险主动干预等实际用途。鼻主动健康数据经过采集与交换、整合与清洗后，统一储存在中心数据库中。经过专家对鼻主动健康信息中与过敏性鼻炎、鼻窦炎和鼻咽癌等鼻病的患病风险相关的基因信息、生活行为习惯信息进行系统性分析，可以实现相关鼻病风险的评估，帮助民众了解自身是否存在鼻病相关的有利因素和有害因素；可以实现对鼻病易感人群的标记，区分鼻病高风险群体和低风险群体；可通过积极调整有害因素中的可变因素而降低患鼻病风险，从而实现鼻主动健康。

（一）鼻病风险评估

提取居民主动健康信息中与鼻病相关的风险数据，系统性评估居民存在的鼻病相关有害因素，综合评估居民鼻病风险。

例如，鼻咽癌与 EB 病毒感染有密切关系，并且 EB 病毒衣壳蛋白 IgA 抗体（EBV-VCA-IgA）的持续升高与鼻咽癌的发生率显著相关。因此，对于鼻咽癌高发区域内 EB 病毒抗体阳性的患者，应当及时告知其 EB 病毒感染的危害性。

过敏性鼻炎有一定的遗传倾向，并且与环境也有一定相关性。因此，对于有家族患病史的过敏性鼻炎患者，应当通过主动健康治疗分析并结合必要的变应原检查，寻找出可能存在的环境致病因素，综合评估现环境下居民的鼻病风险。

（二）鼻病风险群体标记

评估居民鼻病患病风险，对于存在较多环境有害因素或者有较高患病风险因素的居民，应纳入鼻病高风险群体，反之划入鼻病低风险群体。高风险群体将被重点关注，会被告知鼻病患病风险，并建议定时接受医学检查并上传个人健康信息，实时更新鼻病风险状态。

例如，居民家族中有鼻咽癌患者，且血液检查中发现 EBV-VCA-IgA 持续升高，则应将其纳入鼻咽癌高风险群体，除了告知其必要的鼻咽癌患病风险，还应建议其定时进行健康检查，定时更新个人鼻咽癌风险状态。

（三）鼻病风险主动干预

鼻病相关风险既有不可变的遗传因素，也有可变的环境因素，居民在明确自身存在的鼻病风险的前提下，可采取积极主动的健康措施，增强可降低鼻病风险的有益暴露，避免或减少鼻病风险的有害暴露，从而降低鼻病风险，实现鼻主动健康。

例如过敏性鼻炎居民经过系统性的主动健康评估，发现对螨虫和花粉表现出较强的过敏反应，医生应给予居民主动健康指导，嘱其主动通过保持房间干燥清洁、暴晒衣物和床上用品以及使用除螨仪等方式，减少与变应原螨虫的接触；通过避免接触鲜花或做好花粉隔绝措施等途径，减少变应原花粉的摄入；还可以定时使用生理盐水清洗鼻腔，减少致敏物质的沉积，进而减少过敏性鼻炎的发作频率，实现过敏性鼻炎的主动健康管理目标。

鼻咽癌高风险居民经过系统性的主动健康评估，发现存在抽烟、饮酒、喜食腌制肉和肥胖等可能增加鼻咽癌患病风险的不利因素，医生应给予居民主动健康指导，嘱其主动避免或减少烟草、酒精和腌制肉等有害物质的摄入，同时增强体育锻炼，提倡科学减重，进而降低鼻咽癌发病风险，实现鼻咽癌的主动健康管理目标。

第三节　主动健康信息平台在鼻健康上的应用

一、"3+1+2"主动健康信息平台与鼻主动健康

科技进步一直在引领着医学创新，信息化、智能化平台的搭建可为主动健康管理的实施提供有力的技术支撑。以《中华人民共和国国民经济和社会发展第十四个五年规划和 2035 年远景目标纲要》《"健康中国 2030"规划纲要》为指引，广西壮族自治区人民医院近年来积极推进的"3+1+2"主动健康信息云平台体系建设，已经在健康管理、医疗资源调配、系统流程优化等方面取得了初步成效，并逐步开始在广西区内积极推广，可为其他省份的医院提供参考和借鉴。主动健康信息平台的建立与完善，对将传统的"以治病为中心"的理念转换为更符合时代要求的"以健康为中心"的理念，提高全社会人群的主动健康意识，真正实现疾病的早防早治，降低医疗资源消耗以及促进社会经济发展均具有重要意义。

鼻病泛指所有与鼻腔、鼻窦及鼻咽等解剖结构相关的疾病，最常见的包括过敏性鼻炎、慢性鼻窦炎（伴或不伴鼻息肉），以及区域性高发肿瘤（如鼻咽癌）等鼻相关疾病。传统的鼻病治疗模式较为局限，如应用抗过敏药物、脱敏疗法治疗过敏性鼻炎，采用手术或非手术的手段治疗鼻窦炎，同步放化疗辅以靶向或免疫疗法治疗鼻咽癌，这些均与既往"以治病为中心"的医学理念密切相关。近年来

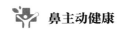
"以健康为中心"的主动健康理念的提出，实际上反映了广大人民群众对于"治未病"的更高健康需求。通过充分运用鼻主动健康管理云平台，我们开展了许多扎实而有效的鼻主动健康管理工作。

二、主动健康信息平台与鼻咽癌综合防治

下面以广西高发肿瘤疾病鼻咽癌为例，重点阐述如何充分利用鼻主动健康管理云平台开展鼻咽癌城市高危人群的精准筛查，以及对鼻咽癌患者全生命周期的健康管理。

（一）鼻咽癌城市高危人群的精确筛查

自 2017 年至今，广西壮族自治区人民医院通过运用"3+1+2"主动健康管理云平台，持续开展了鼻咽癌城市高危人群的内镜精查工作。通过分析整合健康体检中心的体检大数据，广西壮族自治区人民医院选取在健康体检中 EB 病毒抗体阳性的人群作为鼻咽癌早期筛查的重点对象，通过开设鼻咽癌健康管理门诊、利用特殊光染色技术对高危人群进行内镜精查，仅 2017 年下半年就从近 2000 例高危人群中发现早期鼻咽癌（T1/T2 期）15 例，筛查发现的早期鼻咽癌患者得以在发病早期即入住广西壮族自治区人民医院鼻咽癌研究所专科病房（广西鼻咽癌临床医学研究中心）接受规范的肿瘤专科治疗，极大地改善了临床预后。这是在鼻主动健康管理工作中，通过体检、门诊、住院三大基础数据库的技术支撑，推进鼻咽癌早期筛查的成功范例。

（二）鼻咽癌患者全生命周期的健康管理

广西壮族自治区人民医院通过有效利用综合性健康医疗大数据中心，以及面向用户服务的多学科主动健康管理平台，有效地推动了鼻咽癌患者全生命周期多学科健康管理的工作。首先，我们充分发挥了耳鼻咽喉头颈科在鼻咽癌的早期诊断、治疗过程中应对出现的并发症、处理迟发性放疗后遗症以及肿瘤复发后内镜手术介入等方面的专业技术优势；其次，医学影像、分子病理等交叉学科的专科医师积极参与鼻咽癌的诊断分期、分子病理分型、个体化肿瘤治疗方案的制订，充分发挥各专科的技术优势。这种创新的鼻咽癌多学科诊疗团队模式，使我们可以对鼻咽癌病例实施从早期诊断到放疗并发症处理、从放化疗抵抗到肿瘤复发外

科干预的全流程管理，使患者获得最大的临床效益。我们通过标准化治疗后的定期复查随访，建立多中心数据共享的鼻咽癌病例随访管理平台，并通过手机 App 客户端实时收集院外鼻咽癌患者的随访数据，真正实现了对鼻咽癌患者的全生命周期健康管理。

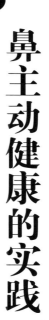

第四章

鼻主动健康的实践

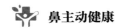

　　随着主动健康的观念被越来越多的大众所接受，主动健康这一理念也被我们融入临床实践中。从疾病的病因学、临床表现、治疗方法及预后管理，再到主动预防、早诊早治，都是我们结合主动健康原则提出的鼻主动健康临床实践。本章将围绕鼻咽癌、过敏性鼻炎、鼻窦炎这三个代表性鼻病，详细介绍鼻主动健康的临床应用。

第一节　鼻主动健康与鼻咽癌防治

　　实践证明，采取主动健康模式管理鼻咽癌，定期追踪鼻咽癌高危人群的主动健康信息，可有效提高鼻咽癌早期诊断率，提升鼻咽癌治疗效果。

　　主动健康医学模式更关注鼻咽癌疾病的变化方向和速度，以及纵向维度的变化，更依赖长时间的连续动态监测和整体发展趋势的分析。对个体鼻咽癌患者或高危人群的动态变化予以监测，并提前采取干预措施；通过大数据的汇总及分析，最后总结鼻咽癌整体人群的整体特征并提出行之有效的干预模式，从而可以降低发病率（增量）、降低并发症、提高早期诊断率、提升患者生活质量并延长患者存活期。

　　采用标准化工作模式（见图4-1-1），充分利用大数据、人工智能等技术，通过区块链和物联网，由医护主动发起和主持鼻咽癌的主动健康项目，患者积极参与其中。为每位鼻咽癌患者创建主动健康账户，由专门的健康管理师负责主动健康管理。管理内容包括一般人群的定期防癌科普与教育、高危人群的识别与监测、早期鼻咽癌诊断和治疗、鼻咽癌患者的综合治疗、心理评估、并发症评估、治疗后的密切随访等。在鼻咽癌高发区倡导鼻咽癌全病程按主动健康模式进行管理，是践行生理、心理、社会适应新医疗模式的坚实一步。

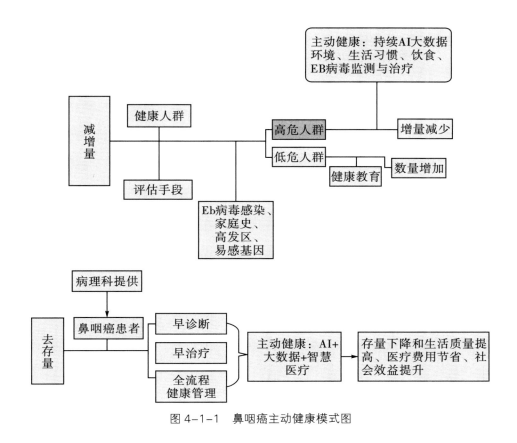

图 4-1-1　鼻咽癌主动健康模式图

一、鼻咽癌相关知识

（一）概述

鼻咽癌是发生于鼻咽部黏膜的恶性肿瘤，最常见于鼻咽部顶壁及侧壁。因鼻咽部解剖部位隐蔽，症状和体征多变，易被患者忽视，也常使医务人员误诊。其发病有一定的种族易感性、家族倾向性和地区易感性。世界上 80% 的鼻咽癌病例发生在我国，发病率居我国头颈部恶性肿瘤的首位。鼻咽癌主要高发于我国南方的广东、广西、湖南、福建、海南、江西 6 省（区），其中以广东省发病率最高。患者发病年龄大多在 40 ～ 60 岁，男女发病率之比约为 3 ：1。

（二）发病因素

1.感染因素

EB 病毒是一种疱疹病毒，常潜伏于口咽部，是鼻咽癌最常见的危险因素。

EB 病毒可以通过飞沫等途径进入口咽，感染上皮细胞和 B 淋巴细胞，一般呈静默状态。然而，EB 病毒一旦被内源性或环境应激因子激活，即可建立增殖感染周期，释放多种病毒抗原及产物，这些物质可诱发鼻咽上皮细胞的病变，进而导致鼻咽癌等疾病的发生。其中，EB 病毒基因组编码的潜伏膜蛋白 1 可通过促进癌细胞增殖与侵袭、抑制癌细胞凋亡及促进肿瘤血管生成等多种途径来增强肿瘤恶性特征。EB 病毒表达的核抗原也是促进鼻咽癌发展的关键蛋白之一，它们破坏抗原的呈递过程，帮助被感染细胞逃避宿主免疫系统的识别和清除，并下调抑癌基因 p53 的表达以增强肿瘤细胞抗凋亡能力并促进其异常增殖，进而导致鼻咽上皮细胞的恶性转化。

EB 病毒主要通过唾液和飞沫传播，进入人体的主要通道是口腔。对于未感染 EB 病毒的群体而言，积极主动预防感染是有效手段。目前 EB 病毒疫苗正在研制当中，未来如果得到临床应用，将是鼻咽癌防治工作的重大突破，会显著降低鼻咽癌发病率。若身边已有 EB 病毒活跃的人群，或具有鼻咽癌家族史，在日常生活中应当注重口腔卫生和饮食习惯，避免 EB 病毒从口腔进入，降低 EB 病毒感染概率。若已是 EB 病毒感染者，则应当积极就医，听从医生建议，定期检测 EB 病毒活动情况，积极参与鼻咽癌筛查活动。

2. 遗传因素

遗传因素难以通过非药物手段干预，一般通过药物（抑制突变蛋白活性或调控基因表达产物）或者基因工程（直接修饰基因）手段去纠正。

流行病学调查研究表明，遗传因素在鼻咽癌病因学中起到重要的作用。实验研究表明，环境污染可诱导机体产生可遗传的基因突变，部分基因突变可诱导鼻咽癌的发生。因此，携带鼻咽癌相关突变基因的父母可能通过遗传，使子女携带鼻咽癌相关的突变基因。部分研究表明，鼻咽癌发病相关的基因突变可能为常染色体显性遗传，为不隔代遗传，后代子女均有发病概率，且男性多于女性。虽然遗传是鼻咽癌的病因之一，携带相关突变基因的人群患鼻咽癌风险较高，但是携带突变基因和罹患鼻咽癌之间并非绝对关系，因为鼻咽癌的发病往往是多种致病因素综合作用的结果。遗传、环境、个体易感性等诸多因素对鼻咽癌的发生发展均起着重要的作用。

个体自身的易感性在鼻咽癌发病进程中起到关键作用。其中，HLA 基因与鼻咽癌易感性的内在联系已有较多证据支持。该基因主要编码免疫相关蛋白，负责呈递外来抗原至免疫细胞，从而激活宿主对 EB 病毒感染细胞的免疫反应。然而，具有 HLA 基因特定位点突变的个体对 EB 病毒感染细胞的免疫反应敏感性降低，因此增加了 EB 病毒感染介导的鼻咽癌易感性。目前，研究人员已发现多个位于 HLA 基因区域与鼻咽癌易感性相关的位点。在亚洲人群中，HLA-A2、B14、B46 和 B17 等位点会导致鼻咽癌发病率提高 2 ~ 3 倍，而 HLA-A11、B13 和 B22 等位点则会降低鼻咽癌发病风险。此外，其他研究发现 MDS1-EVI1、CDKN2A/2B、MST1 R、ITGA9、CIITA、MICA、HLA-DQ/DR 和 TNFRSF19 等基因也存在鼻咽癌易感性位点，它们可调节个体对 EB 病毒的易感性，或调节致癌因子诱导的细胞转化过程，最终影响鼻咽癌的发生和发展。

3. 生活因素

部分临床调查报告显示，生活以及饮食习惯与包括鼻咽癌在内的多种疾病存在一定关联，可通过直接或间接途径影响鼻咽癌的发病。研究结果显示，男性鼻咽部恶性肿瘤的发病率明显高于女性，并且性别与危险因素存在一定关联。男性发病的病因以吸烟和饮酒等危险因素为主；而女性发病则多由厨房油烟等危险因素导致。因此，可以在居民中开展生活习惯方面的健康教育和指导，以减少多种致病因素的影响，进而降低患恶性肿瘤的风险。

（1）饮食习惯。

咸鱼是我国南方家庭常见的餐桌食品，在中国、新加坡等地开展的流行病学研究发现，鼻咽癌的患病风险与咸鱼食用频率呈正相关。其他腌制食品（如咸菜、熏肉和腊肉等）也会增加患鼻咽癌风险。这些腌制食品中含有的 N- 亚硝基化合物已被证实具有致癌作用，长期大量食用腌制食品会导致这些有害物质在鼻咽部的累积，并代谢产生 N- 亚硝酰胺等毒害产物，进而诱导鼻咽上皮细胞发生癌变。另外，有研究发现薯条、油炸肉这类富含饱和脂肪的高热量食物也会增加鼻咽癌的发病风险。相反，摄入足够的水果和蔬菜以及牛奶、茶和咖啡能显著降低患鼻咽癌的风险。因此，少食用腌制食品，多食用新鲜食物，有助于降低患鼻咽癌的风险。

（2）吸烟、饮酒习惯。

在美国、马来西亚以及我国广东省等地开展的流行病学研究指出，吸烟人群患鼻咽癌的风险较不吸烟人群明显增加。此外，被动吸烟同样可导致患鼻咽癌的风险升高。烟龄越长、日均烟草使用量越高，患鼻咽癌的风险则越高。研究发现香烟中含有尼古丁，这是一种可导致 DNA 损伤的致癌物质，并且可促使鼻咽部黏膜上皮细胞发生癌变。

饮酒与鼻咽癌发病的相关性研究结论尚不统一。有研究认为过量饮酒会增加鼻咽癌发病风险，而少量饮酒则会降低鼻咽癌发病风险。另有研究指出，酒精摄入无论多少，均会增加鼻咽癌的发病风险。还有研究表明，酒的类型与鼻咽癌的发病存在关联，葡萄酒和黄酒可降低鼻咽癌的发病风险。还有研究显示，饮酒与鼻咽癌发病率并无显著关联。

上述饮酒结论的差异可能是不同研究中研究对象的特征、饮酒的定义与饮酒量的划分不同造成的。故仍需设计严谨的流行病学研究来进行分析。世界卫生组织颁布的致癌物清单明确指出，烟草和酒精饮料均为 1 类致癌物，已明确其具有致癌作用。因此，减少吸烟和饮酒都是预防鼻咽癌的可行措施。

（3）其他。

流行病学调查研究还表明，身体质量指数（body mass index，BMI）偏高、有糖尿病等代谢性疾病的人患鼻咽癌的风险也会相应增高。另外，刷牙次数少、经常补牙也会增加患鼻咽癌的风险。因此，拥有健康饮食和良好作息，保持适中的身体质量指数，避免代谢性疾病，注重口腔卫生等，均可降低患鼻咽癌风险。

4. 心理相关危险因素

早在《黄帝内经》时期，传统中医就非常重视情志致病。中医的心理学思想源远流长，较多中医论述指出"七情六欲"与疾病的发生存在一定关系。长期以来，随着医学模式的逐渐转变，心理因素与疾病转归的关系也愈发被人们重视。肿瘤作为严重威胁生命的重大疾病，使患者可能经历一系列复杂的心理活动，因此患者普遍表现出较多的情绪障碍。

国内外大量研究发现，癌症患者发病前的特殊心理事件发生率较高，如丧偶、近亲死亡、疾病、离婚、失业、经济状态骤变、突发暴力等。一项针对 1088 例已经确诊的恶性肿瘤患者的病前精神生活调查研究显示，782 例患者在发病前 2 年内有精神创伤史（71.9%）。科学家 Baltruseh 等人于 1985 年提出癌症易感性行为特征"C 型行为"（取癌症英文"Cancer"的首字母）的概念，C 型行为类型的人患癌风险较高，表现为需要呵护、感到无助、无希望、过度压抑、过分忍耐、焦虑、抑郁、绝望等消极负面情绪过多。因此，生活中遇到变故时，学会心理调节，必要时寻求亲朋好友的心理慰藉，或到医院心理门诊就医，都是减少负面情绪、降低鼻咽癌发病率的有效举措。

5. 环境相关危险因素

有毒有害的职业环境暴露，是鼻咽癌发病的重要因素。如经常接触木屑的木工患鼻咽癌的风险较普通人群高，木屑可通过呼吸道进入身体并积聚在鼻咽部，引发呼吸道黏膜慢性炎症，而长期的炎性刺激是诱发鼻咽上皮细胞癌变的重要原因；接触棉尘的纺织工人鼻咽癌患病风险较正常人群高，一方面棉尘通过呼吸道被摄入后可在鼻咽部累积，从而直接刺激鼻咽部，另一方面棉尘颗粒可吸附较多的尘埃、微生物和化学颗粒等物质，也会持续诱发鼻咽部的慢性炎症反应，进而增加鼻咽上皮细胞癌变风险；经常接触甲醛的工人鼻咽癌患病率也明显高于其他职业人群，甲醛具有挥发性、致癌性、细胞毒性和致畸性，长期吸入甲醛蒸气可导致呼吸道细胞损伤及病变，由此可能会出现包括鼻咽癌在内的一系列疾病。此外，其他有害化学品或刺激因素，如氯酚和烟雾等也会增加患鼻咽癌风险。

有毒有害的生活环境暴露，也是鼻咽癌发病的重要影响因素。流行病学调查报告指出，日常生活中接触环境污染物如烧香、燃蚊香、日常烹饪、木材燃烧取暖等产生的烟雾气体和颗粒均会增加患鼻咽癌风险。同时，被动吸入"二手烟"与包括鼻咽癌在内的多种呼吸道疾病的发病均存在关联。

（三）症状

鼻咽癌早期可能不会出现任何症状，但随着病情进展，患者可出现鼻塞、头痛、涕中带血、耳鸣与听力下降、颈部淋巴肿大、脑神经症状、转移症状等。

1. 鼻塞

鼻咽癌常见的症状之一就是鼻塞，主要是由肿瘤增大阻塞鼻孔引起的。感冒、鼻炎等也有鼻塞症状，但鼻炎引起的鼻塞呈交替性、间歇性，与体位有相关性，如坐起时两侧鼻孔通气顺畅，侧卧时下方的鼻孔更容易堵塞，坐起后又恢复正常。而鼻咽癌引起的鼻塞开始是单侧鼻孔堵塞，随着肿瘤的扩大，会出现双侧鼻孔都堵塞，表现出进行性、持续性的特点。

2. 头痛

病变侵犯颅底骨质、神经、血管等将引起持续性单侧头痛，其中额部、颞部、顶部和枕部多见。鼻咽癌引起的头痛，是由轻到重的，以晚上最为明显，严重时还会出现面部麻木的症状，导致感觉减退、痛觉过敏或者痛觉缺失。鼻炎也会引起头痛，为钝痛、胀痛，疼痛感转瞬即逝，不是特别明显。

3. 涕中带血

鼻咽癌患者可出现涕中带血的情况，时有时无。有的患者不经意间发现涕中带血，偶尔出现，而且以早晨为主，常被误以为是天气干燥、上火等引起的而延误治疗。还有的患者自鼻腔回吸出带血鼻涕，从口咽部吐出，这种"咽式"鼻出血造成漏诊和误诊的概率较高。

4. 耳鸣与听力下降

发生于咽隐窝的鼻咽癌患者，早期可压迫或阻塞咽鼓管咽口，引起耳鸣、耳闷及听力下降等症状，导致分泌性中耳炎，容易被误诊为其他疾病，从而耽误患者的治疗时机。

5. 颈部淋巴肿大

约70%的患者确诊时已有颈淋巴结转移，以颈淋巴结肿大作为首发症状就诊的患者约占40%，多为无痛性肿块，呈进行性增大，同时伴随质地坚硬以及活动性差等特点。开始时为单侧，随着病情进展会发展为双侧，合并感染时可有局部红肿热痛。随着肿瘤的发展，可压迫舌咽神经、迷走神经、副神经和舌下神经，从而表现为软腭不能提升、吞咽困难、声带麻痹、舌头一侧萎缩并向患侧偏移。

6. 脑神经症状

肿瘤经破裂孔向颅内蔓延，可出现面部麻木、复视、视物模糊、眼睑下垂、斜视等症状。颈深部转移性淋巴结可压迫颅底神经，出现咽喉感觉减退、软腭麻痹等症状。

7. 转移症状

鼻咽癌转移侵犯眼、脑、骨、肺、肝等组织，转移病灶可引起相应转移部位的组织破坏或压迫而出现相应症状，如骨痛、咳嗽、腹痛等。

（四）病理分型

鼻咽癌，从病理学的角度来看，主要指的是发生在鼻咽部上皮细胞的恶性肿瘤，根据其细胞类型和组织学特征，可以分为以下类型，其中非角化性癌和角化型鳞状细胞癌较为常见。

1. 非角化性癌

非角化性癌是鼻咽癌最常见的病理类型，占所有鼻咽癌病例的80%以上。这种类型的鼻咽癌细胞不产生角蛋白，细胞形态异型性显著，细胞核大、染色深，细胞质较少。在组织学上，非角化性癌可以进一步分为低分化型和未分化型。低分化型非角化性癌细胞形态较为原始，分化程度较低，而未分化型癌细胞形态更为原始，几乎没有分化，且常伴有淋巴细胞的浸润，这与EB病毒感染密切相关。

2. 角化型鳞状细胞癌

角化型鳞状细胞癌是一种分化较好的鼻咽癌类型，细胞可以产生角蛋白，形成角化珠和细胞间桥。这种类型的鼻咽癌在组织学上表现为鳞状上皮细胞的恶性增生，虽然细胞形态和组织结构较为成熟，但仍然具有明显的恶性特征，如细胞异型性、核分裂象增多等。基底样鳞状细胞癌是一种少见的鼻咽癌类型，其特征是细胞形态类似于正常皮肤或口腔黏膜的基底细胞，细胞核大、染色深，细胞质较少。这种类型的鼻咽癌在组织学上表现为基底样细胞的密集排列，常伴有细胞间桥和角化珠的形成，分化程度较低，恶性程度较高。

3. 腺样囊性癌

腺样囊性癌是一种罕见的鼻咽癌类型，主要由腺样和囊性结构组成，细胞形态异型性显著，常伴有神经内分泌分化。这种类型的鼻咽癌在组织学上表现为腺样和囊性结构的混合，细胞核大、染色深，细胞质较少，恶性程度较高。

4. 淋巴上皮癌

淋巴上皮癌是一种特殊的鼻咽癌类型，其特征是鼻咽部上皮细胞与淋巴细胞的混合性增生，常伴有EB病毒感染。这种类型的鼻咽癌在组织学上表现为上皮细胞和淋巴细胞的混合性增生，细胞核大、染色深，细胞质较少，恶性程度较高，且对放疗和化疗较敏感。

5. 其他类型

除了上述病理类型，鼻咽癌还包括一些其他罕见的类型，如腺癌、肉瘤样癌、小细胞癌等。这些类型的鼻咽癌在组织学上具有各自特征，但总体上恶性程度较高，预后较差。

综上所述，鼻咽癌的病理类型对疾病的诊断、治疗和预后具有重要影响。不同病理类型的鼻咽癌在组织学特征、生物学行为、治疗反应和预后方面可能存在显著差异。因此，病理诊断在鼻咽癌的临床实践中具有核心作用，能够为临床医生提供关于疾病性质、分期和治疗策略的关键信息。在病理诊断的基础上，结合临床表现和影像学检查，可以制订个体化的治疗方案，以期达到最佳的治疗效果和提高生存质量。

（五）检查

1. 临床症状评估

鼻咽癌的初步检查通常基于患者自述的症状，包括但不限于鼻塞、流鼻血、听力下降、耳鸣、颈部肿块、面部麻木或疼痛、头痛、喉咙痛、吞咽困难或声音嘶哑等。医生会进行详细的病史询问和身体检查，尤其是对鼻咽部的检查，以寻找异常的体征。

2. 内窥镜检查

内窥镜检查是诊断鼻咽癌的关键步骤之一。临床上会使用一种带有摄像头的细长仪器（鼻咽内镜或纤维鼻咽镜）来检查鼻咽部，观察是否存在异常的肿块或组织。如果发现异常，可能需要进行活检以获取组织样本进行病理学检查。

3. 活组织检查（活检）

病理检查结果是诊断鼻咽癌的金标准。通过内窥镜或外科手术获取的组织样本会被送到实验室，由病理科医师在显微镜下检查，以确定是否存在癌细胞，以及癌细胞的类型。病理学检查可以提供关于癌症的详细信息，包括细胞分化程度、是否存在特殊类型的癌细胞（如腺样囊性癌、淋巴上皮癌等）以及 EB 病毒感染情况等。

4. 影像学检查

影像学检查对于评估鼻咽癌的大小、位置、扩散情况以及对周围结构的影响至关重要。常用的影像学检查包括以下 4 种。

（1）颈部彩超：用于检查颈部淋巴结的情况，评估以颈部肿物首诊的患者，其颈部肿物是否为转移的淋巴结。

（2）CT 扫描：可以详细显示鼻咽部和颈部的结构，有助于评估肿瘤的大小、位置以及是否侵犯了周围的组织或骨骼。

（3）MRI：特别适用于检查软组织结构，如鼻咽部肿瘤周围神经和血管的情况，可以准确评估肿瘤的范围和对周围结构的影响。

（4）PET-CT：结合了 PET 和 CT 的影像，可以评估整个身体的代谢活性，有助于发现肿瘤远处转移的情况。

5. 血液检查

血液检查可以评估患者的一般健康状况，检查是否存在贫血、感染或炎症等情况。特定的血液标志物，如 EB 病毒抗体滴度，可能有助于诊断鼻咽癌，尤其是在早期阶段。

（六）诊断

鼻咽癌的诊断是一个多步骤的过程，涉及一系列的检查和测试，旨在判断患者是否存在鼻咽癌，确定癌症的类型和阶段，以及评估癌症可能的扩散情况。病理检查结果是诊断鼻咽癌的金标准，结合上述的检查手段，一旦确诊，医生会根据癌症的类型、分期阶段和患者的整体健康状况，制订个体化的治疗计划。早期诊断和及时治疗对于改善鼻咽癌患者的预后至关重要。根据美国癌症联合委员会分期手册（第八版），鼻咽癌 TNM 分期见表 4-1-1。

表 4-1-1　鼻咽癌 TNM 分期

分期	T	N	M
0 期	Tis	N0	M0
Ⅰ 期	T1	N0	M0
Ⅱ 期	T0、T1	N1	M0
Ⅱ 期	T2	N0、N1	M0
Ⅲ 期	T0、T1、T2	N2	M0
Ⅲ 期	T3	N0、N1、N2	M0
ⅣA 期	T4	N0、N1、N2	M0
ⅣA 期	任何 T	N3	M0
Ⅳ B 期	任何 T	任何 N	M1

注：T 为原发肿瘤。其中 TX 为原发肿瘤不能评价；T0 为无原发肿瘤存在证据，包含颈部淋巴结 EB 病毒阳性；T1 为肿瘤局限于鼻咽部，或者侵犯口咽和（或）鼻腔；T2 为肿瘤侵犯咽旁间隙和（或）邻近软组织（包括翼内肌、翼外肌、椎前肌）；T3 为肿瘤侵犯颅底、颈椎、翼状结构和（或）鼻旁窦；T4 为肿瘤颅内侵犯，侵犯脑神经、下咽部、眼眶、腮腺和（或）翼外肌侧缘软组织浸润。

N 为区域淋巴结。NX 为区域淋巴结不能评价；N0 为无区域淋巴结转移；N1 为单侧颈部淋巴结转移和（或）单侧（或双侧）咽后淋巴结转移，转移灶最大径 ≤ 6cm，在环状软骨下缘以上；N2 为双侧颈部淋巴结转移，转移灶最大径 ≤ 6cm，在环状软骨下缘以上；N3 为单侧或双侧颈部淋巴结转移，转移灶最大径 > 6cm，和（或）超过环状软骨下缘。

M 为远处转移。M0 为无远处转移；M1 为有远处转移。

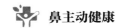

（七）治疗

鼻咽癌的治疗策略体现了多学科协作诊疗模式的精髓，其核心在于根据患者的具体病理状况、肿瘤分期、整体健康状态以及个人意愿，为其精心设计个性化治疗方案。鼻咽癌治疗包括放疗、化疗、手术治疗、靶向治疗及免疫治疗等，其中放疗与化疗是最广泛应用的治疗手段。鼻咽癌的主要治疗方案有以下 7 种。

1. 放疗

放疗在鼻咽癌的管理中占据核心地位，尤其适用于早期至中期阶段的病例。现代高精度放疗技术，如调强放疗（intensity-modulated radiation therapy，IMRT）和图像引导放疗（image-guided radiation therapy，IGRT），能够实现对肿瘤区域的精确照射，显著降低对邻近正常组织的辐射损伤，从而在保证肿瘤控制概率的同时，提高患者的生活质量。

2. 化疗

化疗常与放疗联用，以增强治疗效果，尤其在晚期或高风险鼻咽癌的管理中扮演关键角色。化疗药物，如顺铂、氟尿嘧啶、紫杉醇等，通过全身性作用，有效抑制癌细胞增殖。与放疗结合时，化疗药物能够提高癌细胞对放射线的敏感性，从而提高局部肿瘤控制概率和延长患者生存期。化疗方案需依据患者个体差异和肿瘤生物学特性进行个性化设计。

3. 靶向治疗

靶向治疗为鼻咽癌治疗领域引入了创新理念，其通过精准识别和干预癌细胞特有的分子靶点，抑制肿瘤生长和扩散。对于携带特定基因突变的鼻咽癌患者，如 EGFR 突变者，靶向治疗可提供显著的临床获益。

4. 手术治疗

虽然手术在鼻咽癌的治疗策略中应用相对较少，但在特定情况下，如极早期病例或放疗后局部复发且局限的病灶，手术切除可作为一种有效手段。手术方式和范围的确定需综合考量肿瘤的解剖位置、大小及周围组织受累程度。

5. 免疫治疗

免疫治疗在鼻咽癌治疗领域展现了革命性进展，通过增强患者自身免疫系统对癌细胞的识别和杀伤能力，实现抗肿瘤效应。免疫检查点抑制剂，尤其是针对PD-1 或 PD-L1 通路的抑制剂，在鼻咽癌临床试验中显示出积极的治疗效果，为晚期或难治性病例提供了新的治疗选择。

6. 个体化治疗与临床研究

随着对鼻咽癌分子机制的深入理解，个体化治疗和精准医疗理念在治疗决策中的作用日益凸显。通过高通量测序技术分析患者肿瘤样本的基因组特征，可指导个体化治疗方案的制订，以期达到最佳治疗效果。同时，参与前沿的临床研究，探索新兴的治疗策略和药物，对于推动鼻咽癌治疗领域的进步至关重要。

7. 支持性治疗与康复

在鼻咽癌治疗过程中，患者可能出现一系列副作用和并发症，如口干、吞咽困难、听力减退、颈部肌肉功能障碍等。支持性治疗包括营养支持、物理疗法、言语疗法及心理干预，对于减轻患者症状、改善其生活质量及促进康复具有不可或缺的作用。

（八）不良反应

鼻咽癌的治疗，尤其是放疗和化疗，尽管是肿瘤控制的基石，但其伴随的不良反应却对患者的生活质量及长期健康构成显著挑战。这些不良反应可能在治疗期间即刻显现，或在治疗后数月至数年逐渐出现。深刻理解并采取科学策略管理这些不良反应，对于提升鼻咽癌患者的整体康复效果及生活质量具有至关重要的意义。鼻咽癌治疗的主要不良反应有以下 11 种。

1. 骨髓抑制

①贫血：化疗药物可能抑制骨髓中红细胞的生成，导致贫血，表现为疲劳、气短和皮肤苍白。

②中性粒细胞减少症：中性粒细胞数量减少，可增加感染风险。

③血小板减少症：血小板数量下降，可能导致出血倾向，如皮肤瘀斑、鼻出血或牙龈出血等。

管理策略：定期监测血细胞计数，必要时使用生长因子（如 G–CSF）促进白细胞生成，以及使用抗生素预防感染，对于严重贫血的患者可能需要输血。

2. 胃肠道反应

①恶心和呕吐：化疗药物最常见的副作用，导致患者营养摄入减少。

②口腔溃疡：化疗可能损伤口腔黏膜，导致疼痛和吞咽困难。

③腹泻或便秘：化疗可能影响肠道功能，导致排便异常。

管理策略：使用止吐药物（如 5-HT3 受体拮抗剂、NK1 受体拮抗剂）预防和控制恶心呕吐；保持口腔卫生，使用温和的漱口水预防口腔溃疡；维持均衡饮食，增加膳食纤维摄入，使用止泻或通便药物管理排便异常。

3. 肝、肾、心功能损害

化疗药物可能对肝、肾及心脏造成损害，影响其正常功能，包括心律失常、心肌损伤等。

管理策略：定期监测肝功能、肾功能、心功能，根据化验结果调整药物剂量或类型，以减少对肝、肾及心脏的毒性。

4. 口腔与咽喉功能障碍

①口干：放疗可能对唾液腺造成损伤，导致唾液分泌量显著减少，进而引发口干症状，增加口腔感染、龋齿及黏膜炎症的风险。

②吞咽功能障碍：放疗与手术可能影响咽喉肌肉的正常功能，导致吞咽困难，严重时需通过鼻胃管或胃造口术提供营养。

③口腔黏膜炎：放疗可诱发口腔黏膜炎症，表现为疼痛、溃疡及出血，影响进食与言语功能。

管理策略：应用人工唾液、口腔保湿剂；强化口腔卫生维护，实施吞咽康复计划，如吞咽肌肉强化训练及吞咽技巧指导等，这是应对吞咽障碍的关键；定期接受牙科检查，以及在特定情况下探索唾液腺保护技术或药物干预；采取口腔护理措施，如使用温和漱口水、避免食用刺激性食物，以及应用局部麻醉剂或止痛药物，都有助于缓解口腔黏膜炎的不适症状。

5. 听力减退

放疗可能损害中耳与内耳结构，引发听力下降或耳鸣等。

管理策略：定期进行听力评估及保证助听器或耳鸣管理设备的适配，是必要的管理步骤。

6. 颈部活动受限

放疗及手术可能引起颈部肌肉僵硬，从而限制头部运动，影响日常功能。

管理策略：物理治疗，包括颈部肌肉拉伸与强化训练，结合热敷或冷敷疗法以缓解疼痛及僵硬感，是改善颈部活动范围受限症状的有效途径。

7. 面部神经功能障碍

鼻咽癌治疗可能累及面部神经，导致面部肌肉无力、麻木或感觉异常。

管理策略：面部肌肉康复训练，必要时结合药物治疗或神经外科咨询，可减轻面部神经损伤的后遗症影响。

8. 颌骨健康问题

长期口干与放疗可能诱发颌骨坏死，表现为牙齿松动、颌骨疼痛及感染等。

管理策略：严格管理口腔卫生、定期牙科检查以及适时的口腔外科干预，对于预防颌骨坏死至关重要。

9. 甲状腺功能异常

放疗可能导致甲状腺功能减退。

管理策略：定期监测甲状腺功能，必要时结合甲状腺激素替代治疗，是维持甲状腺功能的关键措施。

10. 二次肿瘤风险

放疗增加了患者未来发生二次肿瘤，尤其是其他头颈部癌症的风险。

管理策略：定期癌症筛查与随访，以及倡导健康生活方式，是降低二次肿瘤风险的有效策略。

11. 心理与社会影响

鼻咽癌的诊断与治疗可能引发患者心理问题，如焦虑、抑郁及社交障碍等。

管理策略：①定期专业随访。治疗后应进行系统医学检查，及时识别并管理并发症，包括对口腔、咽喉、听力、颈部功能、神经功能、颌骨健康、甲状腺功能及心理社会健康状况的全面评估。②多学科团队协作。组建包括肿瘤学、放射肿瘤学、口腔医学、耳鼻喉科学、物理医学、言语病理学、营养学、心理学及社会工作学在内的跨学科团队，共同提供专业化的并发症管理服务。③患者与家庭教育。对患者及其家庭成员进行并发症管理的教育，包括症状识别、自我护理技巧及紧急情况应对措施，鼓励患者主动参与，提高自我管理能力。

综上所述，深刻理解并科学管理鼻咽癌治疗相关的不良反应，不仅能增强患者对治疗的信心与依从性、促进康复并改善预后，还能够显著提升患者的生活质量，改善其长期健康状况。患者应与医疗团队紧密合作，制订个性化且综合的并发症管理方案，确保达到最佳生活质量。

二、鼻咽癌预防和筛查

（一）理论基础

预防和筛查是鼻咽癌主动健康的重要任务。现有的研究显示鼻咽癌的病因主要有 EB 病毒感染、环境、遗传 3 个方面，主动预防和筛查鼻咽癌对降低鼻咽癌发病率具有关键作用。

20 年前，鼻咽癌的早期诊断率、治愈率低，病死率较高。随着鼻咽癌健康教育活动和早期癌症筛查项目的开展，鼻咽癌的早期诊断率大幅度上升。据报道，现阶段通过早期筛查被诊断为鼻咽癌 I 期的患者占 47.1%。近年来，随着“早发现、早治疗”理念的推行和鼻咽癌相关医学技术的不断更新与发展，鼻咽癌患者的生存率极大提升，部分患者甚至可实现治愈。主动筛查是目前能预防甚至早期诊断鼻咽癌的主要手段，其在降低鼻咽癌死亡率方面具有重要作用。肿瘤筛查是指在身体健康阶段，或还未出现临床症状及体征阶段进行的一系列有针对性的医学检查，可及时发现身体中是否存在癌前病变或者早期可治愈的肿瘤。肿瘤筛查有利于肿瘤的早诊早治，从而提高肿瘤治愈率，大幅度降低死亡率。

鼻咽癌筛查的主要方式有鼻咽部 CT 或 MRI、高清电子鼻咽喉镜检查、EB 病毒相关检查、鼻咽部组织活检等。当患者主诉有涕中带血丝、耳闷堵感、鼻塞或颈部淋巴结肿大等症状，特别是单纯以颈部淋巴结肿大而无鼻部或耳部相关症状时，都应警惕并排除鼻咽部的病变，且应及时到正规医院耳鼻咽喉头颈外科做详细的鼻咽部检查。若普通的专科检查未发现鼻咽部病变，仍应高度警惕隐蔽性、病变小的鼻咽癌可能性，避免漏诊和误诊。如发现可疑病变须定期复查，专科随诊，必要时再次复查鼻咽部 CT 或 MRI，排除干扰因素，提高诊断的准确性。

临床证据表明，EB 病毒感染为鼻咽癌的主要致病因素，而 EB 病毒相关抗体的检测对诊断鼻咽癌的特异性和敏感性均可达到 90%。鼻咽癌筛查时，应对血液中 EB 病毒 DNA 及相关抗体进行检测，自然脱落或凋亡的癌细胞脱落的核酸（包括 EB 病毒 DNA）会进入血液，可通过聚合酶链反应在血浆或血清样本中检测。有研究表明，对血浆中 EB 病毒 DNA 的检测有助于早期无症状鼻咽癌的筛查。在鼻咽癌高发区，建议把 EB 病毒相关检查列入常规体检项目。此外，高清电子鼻咽喉镜检查能够直观、近距离地观察鼻咽部，是检查鼻咽部病变最有效的方式。上述相关检查结果提示可疑鼻咽癌时，均应在高清电子鼻咽喉镜下进行鼻咽部组织活检，以确定病变的性质和癌变的分化程度。

（二）筛查方式和方法

新发鼻咽癌患者中，中晚期患者占 70% 以上，已错失最佳干预时间，患者预后差，病死率高，患者及其家庭承受了巨大的疾病负担。鼻咽癌的防治工作非常重要，早期快速筛查出鼻咽癌并及时治疗是提高患者生存率和改善预后的关键。应用 EB 病毒双抗体（EB 病毒 NA1-IgA+EB 病毒 VCA-IgA）筛查鼻咽癌已于 2011 年被纳入《癌症早诊早治项目技术方案》。

1. 农村鼻咽癌筛查

（1）筛查地区：鼻咽癌高发地区的乡或村。

（2）筛查对象：30 ～ 59 岁当地居民，无其他严重疾病，自愿参加并且能接受检查者。

（3）每年的筛查任务：初步筛查（初筛对象）及随访筛查（上两个年度的高危人群）。

（4）筛查流程：

①集体宣教：开展鼻咽癌健康知识宣传，提高鼻咽癌健康知识的普及率及高危人群的参与率。

②签署知情同意书：召集参加筛查的群众，集中宣讲筛查的目的、意义以及参加筛查的获益和可能的风险，宣读知情同意书，回答群众的问题，在群众自愿的原则下签署知情同意书。

③基线信息调查：签署了知情同意书的群众需接受基线信息调查，由经过专业培训的调查人员协助进行。

④临床检查：包括病史调查及头颈部检查。

A. 询问病史：询问筛查对象有无鼻咽癌相关症状（鼻塞、涕中带血、血痰、耳鸣、耳闷塞感、头痛、复视、颈部包块等），以及有无鼻咽癌家族史，尤其直系亲属（父母、兄弟姐妹及子女）是否患病。通过询问，筛查对象能为临床医生提供重要的信息，提高临床医生的警惕性。

B. 头颈部检查：主要是颈部淋巴结触诊，如检查到颈深淋巴结上群肿大时，应高度怀疑鼻咽癌。

⑤筛查采血：专业医务人员组织受检对象进行静脉采血，完成采血后将血样送到负责血清学检测的医院。

⑥血清学检测。

A.EB病毒VCA-IgA、EB病毒NA1-IgA 2个指标的检测。

B.使用鼻咽癌风险评估软件，将检测结果导入公式计算P值，按P值判断是否为高危、是否为阳性。

⑦进一步确诊检查及筛查随访原则：如果检测EB病毒值为高危和阳性，则要进行下一步的鼻咽镜检查。

A.鼻咽镜检查未见异常，则1年后复查。

B.鼻咽镜检查发现鼻咽部有可疑病灶，均需要做鼻咽活体组织检查，以明确病理诊断。

C.鼻咽镜检查未见异常或病理学诊断未见癌依据者，则1年后随访复查，包括病史问诊和头颈部淋巴结检查，以及进行EB病毒抗体检测和鼻咽镜检查，连续跟踪3年（每年1次），如果鼻咽镜检查发现可疑病灶，需进行活检病理学检查，以明确诊断。

⑧诊断和治疗：若初筛及随访筛查出来的病理确诊为鼻咽癌，则动员患者到鼻咽癌诊疗定点医院进行规范化治疗。

2.城市鼻咽癌精查

（1）筛查地区：鼻咽癌高发地区的城市市区。

（2）筛查对象：当地市民（不限年龄），主动至医院健康体检中心要求体检或主动至耳鼻咽喉头颈科门诊要求检查者。

（3）筛查流程。

①鼻咽癌研究所设置专人对接体检中心及门诊就诊的初筛查人群，引导该部分人群进入鼻咽癌主动健康管理平台进行队列管理，并且对初筛查人群进行鼻咽癌防治知识宣教，注重宣传筛查早期鼻咽癌的手段。之后由门诊接诊医生进行基础信息采集，询问筛查对象有无鼻咽癌相关症状、有无鼻咽癌家族史等，同时进行颈部淋巴结触诊。而后至门诊内镜室进行高清染色内镜鼻咽部精查。

②对随访筛查人群也需询问病史及进行头颈部淋巴结检查，而后至检验科抽血检测EB病毒抗体谱4项（包括VCA-IgA、EA-IgA、NA1-IgA、Zta-IgA），以及内镜精查。

③实施精查过程中如发现可疑病灶则于镜下行靶向活检。

④门诊接诊医生负责向筛查对象解释检查结果，再由鼻咽癌研究所专人登记检查结果以及交代下一次复查时间，必要时电话提醒。

⑤筛查随访原则（EB病毒抗体其中至少1个指标阳性的初筛查人群）。

A. 3年内每3个月复查EB病毒抗体（包括NA1-IgA、Zta-IgA、VCA-IgA、EA-IgA）及进行染色内镜检查；

B. 3年后每1年复查EB病毒抗体（包括NA1-IgA、Zta-IgA、VCA-IgA、EA-IgA）及进行染色内镜检查。

C. EB病毒抗体检测转阴或EB病毒抗体仍然阳性，连续3年随访未发现癌前病变及癌变，则退出阳性队列，仅需常规监测。

D. 染色内镜发现鼻咽可疑病变，则进行活检病理学检查，如确诊为鼻咽重度异型增生及鼻咽癌，则转入鼻咽癌病房尽快进行治疗，治疗后的随访纳入常规临床工作。

三、鼻咽癌的治疗新技术

鼻咽癌治疗方案视肿瘤分期及病情的不同而定，包括放疗、化疗和手术。鼻咽癌是一种对放射线和化学药物高度敏感的肿瘤，单独放疗或同期放化疗是当前治疗Ⅰ、Ⅱ期鼻咽癌的主要方法。同期放化疗是晚期鼻咽癌的主要治疗方法，铂类药物结合调强放疗的同期放化疗是比较好的方法，且可达到肿瘤高局部控制率。由于鼻咽癌所处部位较深和解剖结构复杂，手术选择有限，多数时候手术仅适用于Ⅰ期或者复发且病灶局限的患者。鼻咽癌手术可能给患者造成副损伤，放化疗也会引发并发症，如口干症、牙关紧闭和继发性肿瘤等，严重影响患者的生活质量。因此，制订新的治疗方案不仅要延长患者的无病生存期，同时也要减少并发症和不良事件的发生。

鼻咽癌免疫治疗是一种新技术，在治疗复发性或转移性鼻咽癌方面已经取得了重大突破。免疫治疗的主要策略包括EB病毒疫苗接种、过继细胞治疗（adoptive cell transfer therapy，ACT）和免疫检查点阻断。

（一）EB病毒疫苗接种

EB病毒感染源广泛，传播途径难以切断，疫苗接种是预防EB病毒感染的最有效方法。EB 病毒疫苗通过引发中和抗体来预防靶细胞的 EB 病毒感染。目前用于鼻咽癌治疗的病毒疫苗有两种类型，包括肽疫苗和病毒疫苗。肽疫苗主要以病毒包膜糖蛋白 gp350 为靶点，刺激受种者发生体内免疫反应，产生中和抗体，通过阻断疫苗接种后的病毒感染途径实现对 EB 病毒免疫。使用 LMP1、LMP2、EBNA1 和 EBNA3 等 EB 病毒关键靶点作为单一靶抗原或组合靶抗原的 EB 病毒疫苗正在研制当中，未来以 EBNA1、LMP1/LMP2、gp350、gH/gL 和 gB 为靶点的 EB 病毒疫苗研究仍有较大研究前景。

（二）过继细胞疗法

过继细胞疗法是将肿瘤患者自体或异体的抗肿瘤淋巴细胞经体外诱导、激活和（或）基因工程改造后，扩增至一定数量，回输进患者体内，发挥其杀伤肿瘤作用的一种治疗方法。

1. EB 病毒特异性细胞毒性 T 淋巴细胞治疗

用于鼻咽癌治疗的临床过继细胞疗法涉及淋巴母细胞系产生的 EB 病毒特异性 T 细胞。一项使用 EB 病毒特异性细胞毒性 T 淋巴细胞治疗鼻咽癌患者的临床试验表明，在所有受试者中，血浆中 EB 病毒的 DNA 含量均降低到无法检测的水平。另一项 EB 病毒特异性细胞毒性 T 淋巴细胞治疗鼻咽癌的临床研究表明，10 名受试患者中有 6 名的疾病进展得到了控制，EB 病毒靶向自体细胞毒性 T 淋巴细胞治疗是安全的，并可诱导 LMP2 特异性免疫活性，也可阻止常规治疗耐药的 Ⅳ 期鼻咽癌的进一步恶化。一项评估化疗联合 EB 病毒特异性细胞毒性 T 淋巴细胞疗效的 Ⅱ 期临床试验结果表明，该疗法在 35 名接受联合治疗患者中有效率为 71.4%，34 例受试者在细胞毒性 T 淋巴细胞治疗开始 16 个月后好转，不需要进一步化疗。与类似研究相比，该试验在晚期鼻咽癌患者中取得了最佳结果，这表明化疗联合 EB 病毒特异性细胞毒性 T 淋巴细胞治疗具有广阔的临床应用前景。

2. EB 病毒特异性嵌合抗原受体 T 细胞免疫治疗

嵌合抗原受体 T 细胞免疫治疗（chimeric antigen receptor T-cell immunotherapy，CAR-T）已经研发多年，但直到最近才被批准用于临床治疗。临床研究表明 CAR-T 在治疗急性白血病和非霍奇金淋巴瘤方面具有良好效果，被认为是十分有前景的肿瘤治疗方式之一，但尚未被批准在实体瘤的临床治疗中使用，现已有 6 项注册的临床研究正在评估 CAR-T 对鼻咽癌的疗效。

3. T 细胞受体工程 T 细胞疗法

T 细胞受体工程 T 细胞已悄然进入癌症治疗领域。与 CAR-T 的原理相似，它涉及改造患者自身 T 淋巴细胞、体外扩增和自体回输。然而，T 细胞受体工程 T 细胞和 CAR-T 识别抗原的机制不同。T 细胞受体作为 T 细胞治疗中的抗原识别元件，可以识别范围更广的潜在肿瘤特异性抗原，尤其是对细胞内抗原低水平变异可达到超灵敏识别。有 4 项正在进行的临床试验正在评估 T 细胞受体工程 T 细胞疗法治疗鼻咽癌的疗效。T 细胞受体工程 T 细胞疗法的应用实现了治疗癌症、病毒感染和其他免疫调节性疾病的创新。

4. 自然杀伤细胞疗法

EB 病毒感染后，LMP2A 诱导 F3 表达上调，并可诱发自然杀伤细胞功能障碍。有研究联合 F3 抑制剂和自然杀伤细胞过继治疗在鼻咽癌小鼠模型中取得了较好的治疗效果。靶向 EB 病毒相关信号通路，结合自然杀伤细胞过继治疗，可能是未来鼻咽癌治疗探索的新方向。

（三）免疫检查点抑制剂

化疗是复发及远处转移型鼻咽癌患者的主要治疗方法。顺铂联合吉西他滨是复发及远处转移型鼻咽癌患者的一线治疗方案，但二线治疗仍有待研究。PD-1 和 PD-L1 与肿瘤免疫逃逸和免疫治疗有关，EB 病毒诱导的鼻咽癌通常表现为高水平的 PD-L1 和大量淋巴细胞浸润。因此，PD-1 阻断免疫疗法对鼻咽癌患者可能是有益的。免疫检查点抑制剂（immune checkpoint inhibitors，ICIs）治疗鼻咽癌是目前研究的热点，有效的 ICIs 可以打破免疫防御并恢复内源性抗肿瘤免疫。ICIs 的主要靶标包括 PD-1、PD-L1 和细胞毒性 T 淋巴细胞相关蛋白 4（cytotoxic T lymphocyte-associated antigen 4，CTLA-4）。ICIs 可能适用于诱导化疗、术后治疗以及放化疗的联合治疗，其治疗效果正在评估中。

（1）纳武利尤单抗。

美国梅奥诊所的一项研究评估了纳武利尤单抗在复发性和转移性鼻咽癌中的抗肿瘤疗效。44 例受试者中，总体客观缓解率约为 20.5%（完全缓解 1 例，部分缓解 8 例），1 年总生存率和 1 年无进展生存率分别为 59% 和 19.3%，PD-L1 的表达、血浆 EB 病毒 DNA 清除率和癌症客观缓解率、预后无明显相关性，纳武利尤单抗的毒副作用在可控范围内。目前美国国立综合癌症网络（national

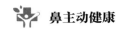

comprehensive cancer network，NCCN）指南推荐纳武利尤单抗用于未使用过此药的复发或转移性非角化型肿瘤患者。

（2）帕博利珠单抗。

一项国际多中心的Ⅰb期临床研究探讨了帕博利珠单抗在不可切除或转移性鼻咽癌中的治疗效果。27例受试者中，70.4%的患者之前接受过3线及3线以上治疗方案，客观缓解率为25.9%（7例部分缓解，14例疾病稳定）；药物相关不良反应主要包括皮疹（25.9%）、瘙痒（25.9%）、疼痛（22.2%）、甲状腺功能减退（18.5%）和疲劳（18.5%）。8例患者发生了3级及3级以上药物相关不良事件（29.6%），有1例患者死于败血症。目前NCCN指南推荐帕博利珠单抗用于未使用过的PD-L1阳性复发或转移性肿瘤患者。

（3）化疗联合卡瑞珠单抗。

一项研究化疗联合卡瑞珠单抗治疗复发及远处转移型鼻咽癌的Ⅲ期临床试验指出，联合治疗可显著延长患者的无进展生存期。因此，卡瑞利珠单抗联合化疗可能成为治疗鼻咽癌的新方法。CTLA-4抑制剂与PD-1或PD-L1的联合治疗具有广泛应用前景，全球首个获批的PD-1/CTLA-4双特异性抗体适用于一系列实体瘤，其中包括鼻咽癌。一种名为Toripalimab的抗PD-1单克隆抗体获得中国国家药品监督管理局的许可，被批准用于治疗既往二线或全身治疗失败的复发及远处转移型鼻咽癌。

肿瘤免疫治疗作为一种新的鼻咽癌疗法，可以克服癌症治疗中手术、放疗和化疗的缺点，可能在未完全手术切除、转移和易复发的肿瘤患者中提供更好的治疗效果。高特异性的免疫疗法不仅能有效抑制或杀死肿瘤细胞并延长患者生存期，还能有效避免严重副作用的产生。

四、鼻咽癌术后复查

鼻咽癌治疗后的复查是评估患者治疗效果和监测复发的重要手段。在鼻咽癌治疗后的复查过程中，医生会进行一系列的检查和评估，以确保患者良好康复并及时发现任何复发或转移的迹象。

（一）复查的重要性

出院后定期复查对于鼻咽癌患者和其他癌症患者都是非常重要的，其目的在于评估治疗效果、监测和处理治疗相关并发症、促进功能康复等。复查还可以及时发现肿瘤复发或转移的迹象，使医生尽早采取相应的治疗措施。同时，复查过程中还可以评估患者的身体状况和生活质量，对患者进行全面的健康检查。有研究表明，即使是早期的非侵袭性病变也有复发、转移的可能。约 80% 的肿瘤复发出现在临床治愈后 2 年内，大部分肿瘤复发都发生在 5 年内。

（二）复查的时间和频率

复查的时间和频率通常是根据患者的个体情况和治疗方式来确定的。鼻咽癌的复查及随访应在完成放化疗后的 12 ～ 16 周开始，对于肿瘤分期较晚或具有其他不良预后因素的患者，可增加随访频率，具体可参照表 4-1-2。

表 4-1-2 复查时间、频率及内容

随访	Ⅰ级推荐	Ⅱ级推荐
治疗后前 3 年（每 3 ～ 6 个月）	（1）问诊、体格检查及鼻咽镜检查； （2）外周血 EB 病毒 DNA 的拷贝数； （3）鼻咽部 MRI+ 颈部 MRI； （4）胸部 CT； （5）腹部超声或上腹部 CT； （6）全身骨扫描； （7）甲状腺功能检查（每 6 ～ 12 个月）	（1）鼻咽部 CT+ 颈部 CT（患者有 MRI 禁忌证时）； （2）PET-CT（怀疑患者有远处转移、T4 或 N3 时）； （3）口腔检查； （4）评估听力、视力、吞咽、营养功能
治疗后 4 ～ 5 年（每 6 ～ 12 个月）	（1）问诊、体格检查及鼻咽镜检查； （2）外周血 EB 病毒 DNA 的拷贝数； （3）鼻咽部 MRI+ 颈部 MRI； （4）胸部 CT； （5）腹部超声或上腹部 CT； （6）全身骨扫描； （7）甲状腺功能检查（每 6 ～ 12 个月）	（1）鼻咽部 CT+ 颈部 CT（患者有 MRI 禁忌证时）； （2）PET-CT（怀疑患者有远处转移、T4 或 N3 时）； （3）口腔检查； （4）评估听力、视力、吞咽、营养功能
治疗后 5 年以上（每 1 年）	（1）问诊、体格检查及鼻咽镜检查； （2）外周血 EB 病毒 DNA 的拷贝数； （3）鼻咽部 MRI+ 颈部 MRI； （4）胸部 CT； （5）腹部超声或上腹部 CT； （6）全身骨扫描； （7）甲状腺功能检查（每 6 ～ 12 个月）	（1）鼻咽部 CT+ 颈部 CT（患者有 MRI 禁忌证时）； （2）PET-CT（怀疑患者有远处转移、T4 或 N3）； （3）口腔检查； （4）评估听力、视力、吞咽、营养功能

（三）复查的内容

鼻咽癌治疗后的复查通常包括以下 5 种。

（1）病史询问：医生会详细了解患者的治疗过程、生活状况、是否有任何不适症状，充分掌握患者治疗后的康复情况。

（2）体格检查：医生会进行头颈部触诊和淋巴结检查，以评估患者的整体健康状况。

（3）影像学检查：医生可能会进行 CT、MRI 等影像学检查，以监测是否有复发的迹象。如果临床怀疑肿瘤发生局部区域淋巴结或远处器官转移，可以考虑行 PET-CT 检查。对于治疗后仍有病灶残留的患者，建议 3 个月后进行鼻咽和颈部 MRI 或 PET-CT 检查，以决定是否需要处理肿瘤原发灶或对颈部淋巴结进行清扫。

（4）特殊检查：医生可能会进行高清电子鼻咽镜检查、活检等特殊检查，以观察鼻咽部的情况并获得组织样本进行病理学检查。指南推荐每次随访进行外周血 EB 病毒 DNA 拷贝数检测。

（5）生活质量评估：医生会评估患者的生活质量，了解治疗对患者的影响，并提供必要的支持和指导。

以上 5 种检查对患者身体伤害小，患者普遍能承受，依从性较高，可保证疾病诊治的连贯性。

（四）复查过程中不同情况的应对措施

在复查的过程中，如果发现鼻咽部或者颈部局部肿瘤有残留或者复发，及时手术可以提高治疗效果；如发现肺部、肝脏及骨骼等组织存在鼻咽癌远处转移的情况，全身化疗及免疫治疗也可以控制肿瘤及提高远期生存率。需要注意的是，鼻咽癌患者经放疗后，大约有 3% 的概率发生二次原发肿瘤，其中肺癌、上消化道肿瘤、肝癌、结直肠癌、甲状腺癌等较为常见，因此治疗后随访需要注意筛查常见的二次原发肿瘤。

对于放疗后的鼻咽癌患者，建议定期检查甲状腺功能，同时定期进行口腔检查。根治性放疗有可能损害头颈部器官的重要生理功能，建议有条件的患者定期接受听力、视力、吞咽、营养等功能评估，并积极进行康复治疗。医生将根据患者的具体情况，制订复查计划。这有助于医生及时发现复发或转移的迹象，并采取相应的治疗措施。

（五）复查与随访中的注意事项

（1）与医生保持密切沟通：患者应与医生保持良好的沟通，及时向医生报告身体不适症状，并按照医生的建议进行检查和治疗。

（2）定期复查：定期复查对于发现复发或转移的迹象至关重要，患者应按照医生的指导进行规范化随诊。

（3）改善生活方式：鼻咽癌治疗后，患者应继续保持良好的生活习惯，包括合理饮食、适度运动、戒烟限酒等，以促进康复和降低复发风险。

（4）心理支持：治疗后的心理支持对促进患者康复和提升患者生活质量至关重要。鼻咽癌治疗对患者来说可能是一段艰难的经历，心理支持有助于患者更好地应对治疗后的生活变化和情绪波动。患者应及时寻求心理咨询，以缓解治疗和康复带来的心理压力。

鼻咽癌治疗后的复查与随访对于患者的康复和预后评估非常重要。通过定期复查与随访，可以尽早发现复发或转移的迹象并及时处理，为患者提供全面的健康评估和支持。在复查与随访的过程中，患者应与医生保持密切沟通与合作，同时也应注意保持良好的生活方式和寻求必要的心理支持，这有助于促进鼻咽癌治疗后的康复和生活质量的提高。

五、患者生活质量主动管理

鼻咽癌患者在治疗期间及治疗结束后仍面临诸多挑战，其中包括心理健康、身体健康、社会融入以及自我监测和定期检查等方面。为提高生活质量，患者需要积极参与主动管理并采取相应策略。

（一）心理健康

鼻咽癌患者可能面临焦虑、抑郁和恐惧等不良情绪的困扰。为保持心理健康，患者可以采取以下措施。

（1）寻求心理支持：与亲友、医生或专业心理咨询师交流，分享感受和困惑。他们可以提供情感支持并帮助患者应对各种挑战。

（2）建立积极的应对策略：学习有效的应对技巧，如深呼吸、冥想、放松训练等，以减轻压力和焦虑。

（3）保持乐观态度：积极面对疾病，相信自己能够克服困难，并相信自己能够获得更好的生活质量。

（二）身体健康

保持身体健康对于鼻咽癌患者的治疗和康复至关重要。为此，患者可通过科学饮食管理、运动和休息等方式来保持身体健康。

1. 饮食管理

鼻咽癌患者的饮食应遵循均衡、营养丰富的原则，同时避免某些食物的摄入。以下是一些建议。

（1）增加蛋白质摄入：选择富含优质蛋白质的食物，如瘦肉、鱼、豆腐等，以帮助身体修复受损组织。

（2）多摄入富含维生素的食物：新鲜的水果和蔬菜富含多种维生素，有助于提高免疫力。特别是维生素 C 和维生素 E 对鼻咽癌患者的康复有益。

（3）避免食用油腻和刺激性食物：油腻、刺激性及腌制的食物可能会加重对口腔黏膜的刺激，应尽量避免。患者可以根据个人口味偏好和医生建议，适当调整饮食。

（4）戒烟限酒：戒烟和限酒摄入对鼻咽癌患者的治疗和康复具有重要意义。

2. 运动和休息

适当的运动和休息对鼻咽癌患者的治疗和康复至关重要。以下是一些建议。

（1）根据自身状况选择运动方式：患者应根据自身身体状况和医生的综合建议，选择合适的运动方式。轻度运动（如散步或瑜伽）可能更适合刚接受治疗的患者。

（2）保持规律作息：建立规律的作息时间表，保证充足的睡眠时间，这有助于维持身体机能和促进康复。

（3）避免过度疲劳：患者在运动过程中应注意休息和及时补充水分，避免过度疲劳。

（三）社会融入

鼻咽癌患者可能面临社交障碍，例如沟通困难和社交隔离等。为了增强社会融入感，患者可以采取以下措施。

（1）积极参与社交活动：与亲友保持联系，参加兴趣小组或社区活动，以增强社交互动。

（2）寻求支持和理解：与了解鼻咽癌病情的亲友、病友或专业机构交流，分享经验并寻求支持。

（3）接受必要的辅助沟通方式：如有需要，可使用助听器等辅助沟通设备，以改善沟通效果。

（四）自我监测和定期检查

自我监测和定期检查对于鼻咽癌患者的康复和治疗具有重要意义，以下是一些建议。

（1）自我监测症状：注意观察身体状况，如出现异常症状（如头痛、抽吸性血痰、面部麻木、视物重影、发现颈部肿物等）应及时就医。

（2）定期进行复查：根据医生建议定期进行复查，包括影像学检查、血液检查等，以监测病情进展和评估治疗效果。

（3）记录身体状况：记录身体状况的变化，包括体温、体重、疼痛程度等，以便医生更好地评估病情。

（五）治疗后康复训练

针对鼻咽癌患者放化疗可能出现的放疗后颈部僵硬、听力下降、鼻腔流脓等症状，采取相应的对症处理措施。以下是一些建议。

（1）鼻腔管理：坚持鼻咽部盐水浸泡及鼻腔冲洗，坚持使用鼻用表面激素，了解放疗后鼻窦炎的发展及手术干预的必要性。

（2）颈部锻炼及张口练习：根据医生建议坚持做颈部锻炼操及张口训练，以缓解放疗后颈部软组织及颞颌关节纤维化症状。

（3）听力下降：放疗会导致咽鼓管功能障碍、中耳分泌功能损伤等，易导致分泌性中耳炎，引起听力下降、耳闷等症状，根据医生建议，定期复查听力，了解鼓膜相关手术可改善并保护听力。

总之，鼻咽癌患者应积极参与生活质量的管理，通过维护身心健康（包括合理膳食、适度运动、充足休息及加强社会融入），并配合自我监测和定期检查等方式，全面提高生活质量。同时，与医生保持密切沟通，根据个人情况制订和调整主动管理策略。

第二节　鼻主动健康与过敏性鼻炎防治

一、过敏性鼻炎相关知识

（一）概述

过敏性鼻炎包括免疫学机制介导的过敏性鼻炎和非免疫学机制（如物理性、神经性）介导的鼻黏膜高反应性鼻病。由于生活中患者常因接触变应原而引发炎症反应，从而影响生活质量，因此过敏性鼻炎的预防与规范化治疗具有重要的临床意义。

鼻腔作为人体与外界气体交换的屏障，其内的鼻黏膜富含血管、腺体和神经末梢。鼻黏膜作为机体的黏膜免疫组织，接受刺激后可通过神经—内分泌通道产生免疫反应，从而维持机体的免疫稳定，包括自主神经和感觉神经支配的血管舒缩、腺体分泌、发作性喷嚏、免疫细胞激活等，因此常伴随发作性喷嚏、鼻塞、流涕等多种局部炎症表现。

（二）发病因素

过敏性鼻炎，也就是变应性鼻炎，指鼻腔因暴露于特定的变应原后产生了由 IgE 介导的鼻黏膜炎症反应。这种炎症不同于普通的细菌、病毒感染，通常带有较强的遗传易感因素，是一种有多基因遗传倾向的疾病。过敏性鼻炎会长期反复困扰患者，而且随着病程发展，局部组织可能发生演变，并可能继发鼻窦、眼部、气管、支气管等一系列并发症。

1. 遗传因素

过敏性鼻炎被认为是与遗传及环境因素相关的一种病因复杂的 I 型变态反应性疾病，其与染色体多位点存在相关性，因而过敏性鼻炎患者在遗传学上有易感性。过敏性鼻炎本身不属于遗传性疾病，但它与个体的过敏性体质密切相关。这种过敏性体质有遗传倾向，但并不是说所有遗传了这种体质的人都会患过敏性鼻炎。值得注意的是，这些人群的后代更容易出现其他过敏性疾病，如荨麻疹、哮喘、特应性皮炎等。

过敏性鼻炎具有家族性易发的特点，这与遗传因素关系密切。有资料提示，若家族中的多位成员患有过敏性疾病，那么其后代成为过敏性疾病患者的可能性就比正常人群大得多。比如过敏性哮喘的遗传率可达到80%。当父母都有过敏体质时，其子女有70%获得过敏体质；单纯母亲是过敏体质，其子女有50%的遗传概率；单纯父亲是过敏体质，其子女有30%的遗传概率。但也有过敏体质出现在兄弟、姐妹、祖父母、叔伯父母、表亲范围之内的情况。

研究还表明，遗传性过敏反应常常不仅在一个器官发生，而是多种组织器官同时或相继发病，过敏的主要效应器官和组织为皮肤和黏膜。因此，不同年龄段会发生各种不同过敏反应。不过家族中具有过敏性体质的人，不一定会出现同样的症状和同样的过敏性疾病。甚至具有过敏体质的人在未遇到一定数量变应原时，也可以不出现任何症状，或者一辈子也未发生过过敏性疾病。但具有家族史的患儿发生过敏性疾病时，症状相对较重，治疗也更困难。因此，患过敏性疾病的父母一定要及早治疗，减少遗传给下一代的概率。

人类基因的多态性在人体对疾病的易感性及耐受性方面起着重要作用。通过分析过敏性鼻炎鼻黏膜组织中基因表达谱，并根据过敏性鼻炎患者临床表现的多样性及药物治疗的反应性，可以及时且有效地对疾病进行早期诊断及预测，为过敏性鼻炎患者提供个性化治疗并及时调整用药，或为过敏性鼻炎的诊治提供新的方法。

2. 生活习惯、环境相关因素

（1）变应原。

过敏性鼻炎最主要的危险因素是环境中的特殊变应原，敏感个体接触变应原后产生特异性IgE并引发一系列病理改变。变应原主要包括吸入性变应原和食入性变应原。吸入性变应原主要包括：粉尘螨、屋尘螨；花粉类（风媒花粉、虫媒花粉）；动物毛屑及分泌物（猫、狗、兔、鸟等）；真菌（注意也包含部分发酵食品，如酱）及蟑螂（变应原主要存在于其甲壳和粪便）。食入性变应原包括牛奶、花生、海鲜类（螃蟹、海虾等），比较特殊的人群甚至有对小麦、香菇、空心菜等过敏而诱发过敏性鼻炎的情况。大部分患者对吸入性变应原过敏，且呈现出明显的地域特点。我国幅员辽阔，由于地形、环境、气候不同，变应原地区性差异显著。尘螨在南方致敏率最高，而葎草、艾蒿、花粉等引发的致敏现象在北方常见。北方草原地区的花粉过敏患病率调查显示，城市患病率（23.1%）明显高于乡村患病率（10.4%）。

天冷、风大、潮湿、气压低、春季及秋季均为过敏性鼻炎的环境危险因素。过敏性鼻炎按持续时间分类，可以分为间断性和持续性过敏性鼻炎。而间断性过敏性鼻炎的发作诱因与这些环境因素高度相关。

（2）过敏原因。

首先，工业化和汽车尾气造成空气污染。工厂机械和汽车排放的大量废气改变着我们生存的大气环境，使一氧化氮、硫化物、碳排放物增多，尽管尚未充分明确空气污染对肺部的伤害机制，但已有研究表明，气道细胞通过模式识别受体（pattern recognition receptor，PRR）识别污染物并诱发炎症反应。PRR 的激活可诱导多种细胞因子和趋化因子的释放，继而募集白细胞和抗原提呈细胞到肺部，并促进其成熟。除模式识别受体外，越来越多的研究表明 Toll 样受体（Toll-like receptor，TLR）信号传递在污染物诱导的炎症中发挥作用。还有研究认为核苷酸结合寡聚域（nucleotide oligomerization domain，NOD）样受体及其通过组装和寡聚化形成的炎症小体复合物是重要的固有免疫组分，可能在介导环境污染物诱导的炎症反应中发挥关键作用。

其次，随着经济发展，城乡居民的卫生条件在几十年间得到了显著改善，不管是在城市还是在农村，人们接触细菌和寄生虫的机会均显著降低。研究表明，生命早期暴露于感染性病原体及正常肠道菌群对免疫系统的发育具有重要影响，这一理论被称为"卫生假说"。该假说认为，卫生条件的改善导致微生物暴露减少，可能增加特应性疾病的发生风险。

再次，室内久坐时间增多，日晒时间减少，维生素 D 也随之生成减少。机械的发展代替了人类大量的户外劳作，人们将更多时间投入室内活动和生活中。维生素 D 缺乏与变态反应性疾病的关系较复杂，高水平和低水平维生素 D 均与过敏性疾病相关，这一领域有很多互相矛盾的结果，尚需进一步的研究。另外，零食、方便食品和软饮料摄入增加，新鲜蔬菜摄入减少，也增加了学龄儿童对普通食物和吸入性变应原过敏的风险。

从次，气候的改变。一项研究发现，户外温度升高与哮喘急诊科就诊率增加有关；另一项研究显示，大气臭氧浓度升高与桦树花粉的变应原性增强有关。气候因素在哮喘和变态反应性鼻炎患病率中的作用尚未完全阐明，仍需要进一步研究。

最后，环境中的毒素。越来越多的数据显示，环境毒物与变态反应有关。如内分泌干扰物（endocrine disrupting compounds，EDCs）和邻苯二甲酸盐，这些产物可能影响免疫和呼吸系统的发育，但确切机制尚未完全确定。EDCs 包括抗菌物质，如三氯生、对羟基苯甲酸酯类和双酚 A 等。这些化学物质广泛见于多种日常消费品。化工生活用品使用量的增加，以及室内封闭环境和装修材料释放的有害气体，对人类的呼吸系统也在持续造成伤害。

过敏性鼻炎具有一定的遗传倾向，受多基因共同调控，从而影响人对变应原的易感性。虽然现有遗传学不能精确解释过敏性鼻炎的具体遗传机制，但是根据已有的研究可发现存在多种机制共同调控过敏性鼻炎的免疫应答。

（三）发病机制

个体在受到变应原刺激后，产生以发作性喷嚏、鼻塞和流涕为特点的鼻黏膜慢性炎症，即过敏性鼻炎。正常情况下，人体内有两种辅助性 T 细胞（Th1 和 Th2）在数量上是相对平衡的，从而使人体的免疫状态维持稳定。当鼻黏膜与变应原接触后，Th2 反应启动并分泌多种细胞因子使 B 细胞转化为浆细胞并分泌特异性 IgE，特异性 IgE 与肥大细胞、嗜碱性粒细胞等表面的受体 FcεR Ⅰ 和 FcεR Ⅱ 紧密结合，该过程即为致敏阶段。此时上皮细胞屏障的完整性受损，变应原更易接触鼻黏膜并引起鼻黏膜反应，从而产生叠加效应。

当变应原再次感染机体时，便立即激发出过敏性鼻炎的症状。分为早发相：肥大细胞和嗜碱性粒细胞迅速脱颗粒，通过 Ca^{2+}-PKC 通路释放白三烯和组胺等多种炎症介质，作用于鼻黏膜的神经、血管和腺体，产生喷嚏、鼻塞和流涕症状。随即发生迟发相反应：Th2 细胞、成纤维细胞和上皮细胞释放 IL-4、IL-5、IL-13 等细胞因子，使嗜酸性粒细胞分化成熟并向鼻黏膜局部趋化、浸润，炎症介质进一步释放，加重炎症反应。

（四）分类

1. 按变应原种类分类

（1）季节性过敏性鼻炎：症状发作呈季节性，常见变应原为花粉、真菌等季节性吸入变应原。花粉过敏引起的季节性变应性鼻结膜炎也称花粉症。不同地区季节性变应原暴露的时间受地理环境和气候条件等因素影响。

（2）常年性过敏性鼻炎：症状发作呈常年性，常见变应原为尘螨、蟑螂、动物皮屑等室内常年性吸入变应原，以及某些职业性变应原。

2. 按症状发作时间分类

（1）间歇性过敏性鼻炎：症状发作频率＜4天／周，或发作持续周数＜4周。

（2）持续性过敏性鼻炎：症状发作频率≥4天／周，且发作持续周数≥4周。

3. 按疾病严重程度分类

（1）轻度过敏性鼻炎：症状轻微，对生活质量（包括睡眠、日常生活、工作和学习，下同）未产生明显影响。

（2）中－重度过敏性鼻炎：症状较重或严重，对生活质量产生明显影响。

（五）症状

过敏性鼻炎的主要症状为鼻部瘙痒、鼻塞、阵发性喷嚏、大量水样鼻涕。鼻痒可伴随眼部、咽部发痒；双侧鼻孔鼻塞的程度并不完全相同；阵发性喷嚏在一天中可多次发作，每次可多达十几个；水样鼻涕色清亮，流动性似水，患者一天内需多次拭鼻。

过敏性鼻炎的发作时间因人而异。如在花粉传播季节患者接触变应原，会出现明显的鼻痒、鼻塞、阵发性喷嚏、水样涕等症状，严重者可因下呼吸道的过敏导致咳嗽、气短甚至哮喘发作。多种症状在接触变应原后均可出现，若阻断变应原（如季节更替，花粉浓度降低），这一系列症状可随之消失。而对于其他非季节性的变应原（如动物皮屑、尘螨、食物），只有接触变应原后，才会引起过敏性鼻炎的一系列症状。

鼻作为呼吸道的起始器官，与呼吸道其他器官相连，其黏膜也与其他部位的黏膜紧密连接。作为人体免疫系统的黏膜相关淋巴组织，鼻黏膜的过敏反应可产生多种炎性介质与细胞因子，并作用于呼吸道其他部位的黏膜，导致"同一气道，同一类疾病"。常见并发症有支气管哮喘、过敏性咽喉炎、分泌性中耳炎、睡眠呼吸暂停综合征等。

（六）病理

表现为以血管扩张、黏膜水肿、腺细胞增生为主要病理改变的变态反应性炎症，具体表现为嗜酸性粒细胞和淋巴细胞浸润。苏木精－伊红染色可见鼻黏膜嗜酸性粒细胞增多；当被变应原激活时，杯状细胞会迅速增殖并分泌大量黏液，因此糖原染色可见杯状细胞数量增多；甲苯胺蓝染色可见肥大细胞增多；另因上皮细胞存在IgE受体，可检测到多种细胞因子的分泌。此外还会存在轻度持续性炎症反应，即临床症状消失后，鼻黏膜内仍存在炎症细胞，从而使鼻黏膜保持在高敏状态。

（七）检查

过敏性鼻炎的常用检查方法见表4-2-1。

表4-2-1　过敏性鼻炎的常用检查方法

检查方法	检查内容
一般检查	鼻黏膜苍白水肿、水样分泌物、鼻甲肥大
鼻分泌物涂片	发作期涂片可见较多嗜酸性粒细胞（嗜伊红染色）
特异性 IgE 检查	变应原皮肤点刺试验（最常用）、血清特异性 IgE 测定

（八）诊断

根据 2022 年颁布的过敏性鼻炎诊断标准，结合患者病史综合进行诊断，并应排除急性鼻炎、非变应性鼻炎等。过敏性鼻炎的临床诊断标准如下。

（1）喷嚏、鼻痒、鼻塞、鼻分泌物症状中至少具备 2 项，持续时间 ≥ 0.5 小时，每周 ≥ 4 天。

（2）变应原皮肤试验阳性，至少 1 种为" ++"或" ++"以上，或变应原特异性 IgE 阳性。

（3）鼻黏膜形态学改变。

（九）预防及治疗

1. 预防

避免接触变应原是较有效的预防措施。没有变应原致敏，则从根本上杜绝了过敏性炎症疾病的发生。对季节性花粉过敏的患者，应减少外出或做好防护措施；对动物皮屑等过敏的患者应减少与动物的接触；对粉尘过敏的患者应避免在扬沙天气出门，室内也应保持通风。

生活中避免直接使用含有环境毒素的餐具；避免空气污染的室内和室外环境；尽量在家里烹饪，多吃健康有机食品，少点外卖；减少零食、方便食品和饮料的摄入，增加蔬菜水果的摄入；避免久坐，加强锻炼等。

创造条件改善室内光照和通风情况，每天至少通风半小时。如果室内无光照条件，也要将衣物和床上用品经常拿到室外晾晒。室内杀虫尽量使用物理方法。

2. 治疗

治疗方面需要尽量避免接触变应原，如果发病比较严重，可以使用一些抗过敏药物来治疗。日常要注意多吃营养价值高、容易消化的食物，并保持充足的睡眠和积极的运动，以提高免疫力。

过敏性鼻炎的治疗见表 4-2-2 和表 4-2-3。

表 4-2-2　过敏性鼻炎的治疗方法

治疗方式		治疗内容及目的
药物治疗（首选）	糖皮质激素	鼻用糖皮质激素（中－重度间歇性、持续性鼻炎首选）；口服糖皮质激素
	抗组胺药	H1 抗组胺药（轻度间歇性鼻炎、持续性鼻炎首选）
	减充血剂	局部应用可缓解鼻塞
	抗胆碱药	治疗鼻溢
	肥大细胞稳定剂	稳定肥大细胞膜
	抗 IgE 治疗	用于其他药物治疗不能控制的重度过敏性鼻炎
特异性免疫疗法	皮下注射、舌下含服	提高患者对变应原的耐受性，进而减轻、控制症状
其他	黏膜激光照射、化学烧灼、部分黏膜下切除等	

表 4-2-3　世界卫生组织推荐的过敏性鼻炎的阶梯疗法（2008 年版）

过敏性鼻炎分类	具体治疗内容
轻度间歇性鼻炎	H1 抗组胺药（口服或鼻内）和（或）减充血剂
中 - 重度间歇性鼻炎	鼻内糖皮质激素（2 次 / 日），1 周复查，可加用 H1 抗组胺药和（或）短期口服糖皮质激素
轻度持续性鼻炎	H1 抗组胺药（口服或鼻内）或鼻内低剂量糖皮质激素（1 次 / 日）
中 - 重度持续性鼻炎	鼻内糖皮质激素（2 次 / 日），口服 H1 抗组胺药；或治疗起始阶段短期口服糖皮质激素
持续性鼻炎和（或）伴哮喘	特异性免疫疗法

（十）心理相关危险因素

过敏性鼻炎患者心情通常很糟糕，甚至伴有焦虑、抑郁。因为该病反复发作和治疗效果不理想会让人产生焦虑、急躁情绪。过敏性鼻炎患者常伴有明显的鼻痒，表现为频繁揉搓鼻部、皱鼻或做怪相（如挤眉弄眼）以缓解不适。此外，眼部、硬腭、咽部及外耳道部位也常出现瘙痒感。部分患者甚至会出现气道瘙痒。引发咳嗽并伴有喘息声。此外，患者常因鼻塞（单侧或双侧交替性阻塞，甚至双侧完全阻塞）而被迫张口呼吸，导致睡眠质量欠佳，嗅觉也会跟着减退。

此外，当患者自行在药店购买的抗组胺药在初期见效后迅速失效（即产生耐药性），更会进一步加重过敏性鼻炎患者的心理负担。因此除了建议患者减轻心理负担，更重要的是提高患者对治疗过程的认知，提高其治疗依从性。

二、过敏性鼻炎的治疗新技术

目前，过敏性鼻炎的治疗强调"防治结合，四位一体"，包括环境控制、药物治疗、免疫治疗和健康教育。药物治疗短期效果显著，但长期治疗容易使患者产生耐药性。脱敏治疗周期长，患者的依从性较差。随着内镜技术的发展，外科手术逐渐成为治疗中 - 重度过敏性鼻炎的重要手段，其中高选择性翼管神经分支切断术在过敏性鼻炎治疗中被广泛应用，被《中国变应性鼻炎诊断和治疗指南（2022 年，修订版）》推荐，然而其存在远期效果差、复发率高的缺点。为了弥补临床治疗中的不足，同时使患者了解治疗过敏性鼻炎的国内外现状、发展趋势、相关新技术的安全性及疗效。以下对过敏性鼻炎的新技术和研究热点进行综述。

1. 单克隆抗体治疗

（1）SIgE 单克隆抗体：奥马珠单抗。

目前，奥马珠单抗是全球唯一获批的抗 IgE 治疗生物制剂。奥马珠单抗目前在中国国家药品监督管理局获批的适应证为成人和 6 岁以上儿童中 - 重度持续性变应性哮喘以及成人和青少年（12 岁及以上）抗组胺药控制不佳的慢性自发性荨麻疹，而用于治疗过敏性鼻炎尚处于申报阶段（须待药监部门审核批准），临床上应用暂时属于超适应证用药。

目前，多项研究证实抗 IgE 治疗能够较为安全且有效地应用于过敏性鼻炎等疾病的治疗。核心作用机制：一是减少游离 IgE 的数量并降低游离 IgE 与效应细胞表面高亲和力受体结合水平；二是下调效应细胞表面高亲和力受体的表达。研究表明奥马珠单抗可降低效应细胞表面 52%～ 83% 的 FcεRI 的表达，当患者接受奥马珠单抗治疗后，由于其直接靶向体内游离 IgE，IgE 无法与效应细胞表面的 FcεRI 结合，造成 FcεRI 被内吞速度增快，炎症介质释放水平降低，对速发相和迟发相变态反应均有抑制作用。潜在免疫调节机制：奥马珠单抗可能通过抑制 B 细胞活化，减少 B 细胞分化为浆细胞，随着浆细胞的程序性凋亡，产生 IgE 的浆细胞数量不断减少，最终导致 IgE 的生成减少。

适应证：推荐奥马珠单抗用于对症药物（如糖皮质激素、抗组胺药、抗白三烯药等）规范性治疗仍不能充分控制症状的中 - 重度季节性或常年性过敏性鼻炎。

禁忌证：对奥马珠单抗活性成分（抗 IgE 抗体）或其他任何辅料（包括蔗糖、L - 组氨酸、L - 盐酸组氨酸 - 水合物和聚山梨酯 20）有过敏反应的患者禁用。奥马珠单抗不适用于过敏性鼻炎并发哮喘的急性发作或急性加重期治疗。蠕虫等寄生虫感染高风险患者，特别是到蠕虫感染盛行的地区长期旅行或居住时，应谨慎使用奥马珠单抗，如果患者对推荐的抗蠕虫治疗没有应答，应考虑停用奥马珠单抗。

（2）2 型细胞因子单抗。

Th2 细胞可分泌 2 型细胞因子（IL-4、IL-5 和 IL-13 等）触发 2 型免疫，在过敏性疾病的发病过程中扮演关键角色。IL-4 的主要功能是诱导 B 细胞抗体类别转换重组，促进 IgE 的合成。IL-13 作用于上皮细胞，促进黏液生成，增加上皮细胞更新和平滑肌收缩性，与腺体增生和气道高反应、气道重塑有关。IL-4

和 IL-13 的受体共享 IL-4 受体的 α 亚基，因此 IL-13 对 IL-4 在 B 细胞的 IgE 同型转换中具有协同作用。IL-5 刺激嗜酸性粒细胞生长和增殖。以上 2 型细胞因子既可以独立工作，也可以协同工作。以 2 型炎症通路中的受体为靶点的生物制剂被广泛应用于治疗过敏性疾病。

① IL-4 受体单抗：度普利尤单抗。

度普利尤单抗是 IL-4 受体 α 亚基抑制剂，可以抑制 IL-4 和 IL-13 受体的信号传导，是 IL-4 和 IL-13 双重阻断剂。度普利尤单抗于 2017 年获美国食品药品监督管理局批准上市，成为首个治疗中重度特应性皮炎的生物制剂。2020 年 12 月底被纳入国家医保，是新版医保目录中唯一一个治疗中 - 重度特应性皮炎的靶向生物制剂。度普利尤单抗近期完成了治疗重度慢性鼻窦炎伴鼻息肉 III 期试验，并被批准作为治疗慢性鼻窦炎伴鼻息肉的第一种生物制剂。度普利尤单抗同时被广泛用于嗜酸性粒细胞性哮喘的研究。研究表明，这种药物可能对严重过敏性鼻炎患者有帮助，但对过敏性鼻炎的直接影响尚未得到全面评估。

② IL-13 单体：QAX576。

研究表明 QAX576 可明显降低过敏哮喘患者黏液中 IL-13 水平，然而实验组和安慰剂组间评价指标，包括鼻灌洗液 IL-5、嗜酸粒细胞水平、TNSS 评分没有表现出明显的统计学差异，因此目前的临床研究没有得出明确的疗效证据。

③ IL-5 单抗：瑞利珠单抗、美泊利单抗。

瑞利珠单抗是首个用于鼻息肉病研究的 IL-5 单抗。有研究评估了临床终点指标（鼻息肉、症状评分和鼻峰吸气流量）和生物标志物水平（外周嗜酸性粒细胞、外周和鼻分泌 IL-5 和各种其他细胞因子的水平），结果证明瑞利珠单抗在改善临床症状和调节生物标志物方面效果显著。目前瑞利珠单抗在哮喘治疗研究中处于 III 期临床试验阶段。实验证明瑞利珠单抗具有降低哮喘合并慢性鼻窦炎伴鼻息肉病复发率并提高肺功能的作用。

美泊利单抗治疗鼻息肉病具有较好的临床转归（息肉平均总评分、CT 扫描结果），并可降低相关生物标志物（外周血嗜酸性粒细胞、血清 ECP 和血清 IL-5 受体 α）的水平。美泊利单抗 3 期研究证实了其治疗复发性、难治性重度双侧慢性鼻窦炎伴鼻息肉的成人患者的疗效和安全性。

除了经典的 Th2 细胞因子，其他细胞因子靶点也被探索用于特应性鼻疾病的治疗性干预。如 Th17 相关细胞因子（IL-17、IL-23），上皮源性细胞因子（TSLP、

IL-33）。

（3）Th17相关细胞因子。

IL-17是TH17的主要细胞因子，IL-23在促进和诱导T辅助细胞沿TH17途径分化中起着至关重要的作用。IL-17抑制仅导致TH2炎性细胞反应减少。IL-23抑制导致症状改善（抓鼻和打喷嚏）以及过敏生物标志物和细胞浸润减少。

（4）上皮源性细胞因子（TSLP、IL-33）。

IL-33是介导嗜酸性粒细胞浸润的关键炎症细胞因子。与未接受治疗的小鼠组相比，接受抗IL-33抗体治疗的小鼠鼻挠和皮肤剥落减少，血清总IgE水平降低，鼻黏膜嗜酸性粒细胞浸润减少，支气管肺泡灌洗液中IL-4、IL-5和IL-13含量降低。

TSLP属于IL-2家族成员，主要由皮肤、肺、肠道黏膜分泌。在稳态和炎症状态下，肺、皮肤和胃肠道中的上皮细胞是TSLP的主要来源，其他免疫细胞如DC细胞、嗜碱性细胞和肥大细胞也可以产生TSLP。TSLP是发生在皮肤、肺和肠道等屏障表面的Th2型免疫反应的主要调节因子。目前靶向TSLP和TSLPR介导的信号通路用于治疗过敏性疾病的研究已取得一定进展。

特泽鲁单抗是一种人抗TSLP抗体，可阻止TSLP-TSLPR相互作用。研究表明阻断TSLP-TSLPR通路可能会对特应性皮炎、哮喘和其他过敏性疾病产生显著的临床效果。一项针对未控制的严重哮喘的2期试验显示，接受特泽鲁单抗治疗的患者哮喘加重率显著降低，肺功能和哮喘控制得到改善，2型炎症的生物标志物水平（如血或痰嗜酸性粒细胞计数和呼出的一氧化氮的比例）下降。

许多已经被批准使用或正在进行的单克隆抗体研究目标主要集中在特应性皮炎、严重哮喘、严重慢性鼻窦炎伴鼻息肉方面，这些有效临床试验的药物也可能对过敏性鼻炎有效，但目前缺少充分的临床证据。单抗的精准治疗将是未来过敏性鼻炎临床研究的热点。此外，这些较新的生物制剂的高成本和较短的半衰期可能成为其被广泛使用的障碍。

2. 外科手术治疗

随着内镜技术的发展，外科手术逐渐成为治疗中-重度过敏性鼻炎的重要手段，其中高选择性翼管神经分支切断术在过敏性鼻炎治疗中取得了显著成果。翼管神经是由副交感神经纤维和交感神经纤维组成的混合神经，也是鼻黏膜自主神经纤维的重要组成部分。对翼管神经分支进行高选择性切断，能够阻断鼻腔黏膜副交感神经的支配作用，从而降低腺体的分泌并抑制血管的扩张。研究发现采用高选择性翼管神经分支切断术治疗重症过敏性鼻炎，术后 6 个月、术后 1 年、术后 3 年随访鼻结膜炎生存质量量表（rhinoconjunctivitis quality of life questionnaire，RQLQ）和视觉模拟症状评分（visual analogue scale，VAS）均呈显著下降趋势，证明了高选择性翼管神经分支切断术具有较佳的近期和远期疗效。高选择性翼管神经分支切断术由于其有效性、安全性，近年来在临床上被广泛应用。

3. 肠道菌群调节

肠道菌群在人体中发挥着重要的生理作用，如影响维生素合成、免疫等。过敏性鼻炎涉及免疫反应，而人体 60% ～ 70% 的免疫细胞集中在胃肠道，大部分的免疫系统成分都直接或间接地受到微生物群的调节。

目前已有的研究显示，与健康人相比，过敏性鼻炎患者的肠道菌群多样性明显较低。过敏性鼻炎患者肠道增加的菌群：拟杆菌、大肠杆菌等。过敏性鼻炎患者肠道减少的菌群：放线菌、变形菌、梭菌、志贺氏菌等。

目前很多研究表明，肠道菌群失调可能是过敏性疾病的重要预测因素。益生菌在临床上治疗过敏性疾病已获得初步效果，通过增加有益细菌的水平可以调节肠道微生物群的稳定性，恢复肠道黏膜屏障，从而改善过敏性鼻炎。因此，益生菌有望成为过敏性鼻炎控制和治疗的重要手段。

4. 神经肽的调控

神经和内分泌机制在过敏性鼻炎的发病过程中扮演重要角色。在过敏反应中，神经内分泌和免疫细胞刺激鼻部神经纤维，导致神经肽的释放，引发鼻高反应性的一系列症状。研究表明，多种神经肽，包括血管活性肠肽、神经介素 U 等对鼻黏膜炎症起调节作用。

鼻黏膜细胞中血管活性肠肽的生理功能为扩张血管及支气管，提高血管的通透性，以及诱导腺体的分泌。血管活性肠肽主要来源于蝶腭神经节的感觉神经元和翼管神经的副交感神经纤维，其主要分布于小动脉、腺体和肌纤维周围，血管活性肠肽在过敏性鼻炎的发病过程中起到关键作用。过敏性鼻炎的相关症状多与副交感神经功能旺盛、副交感神经活动增强相关，其节后纤维释放的血管活性肠肽可促进鼻腔内腺体分泌以及血管扩张充血。相反，交感神经兴奋，则其神经元表达的神经肽 Y 可导致鼻腔分泌物减少并促进血管收缩。血管活性肠肽可诱导嗜酸性粒细胞分泌前列腺素 D2（prostaglandin D2，PGD2），从而增强变态反应。

过敏性鼻炎患者经血管活性肠肽诱导治疗后，嗜酸性粒细胞的辅助型 Th 2 细胞趋化因子受体同源分子（chemoattractant receptor homologous molecule expressed on Th2 cell，CRTH2）受体表达明显上调，提示血管活性肠肽可能是通过与 CRTH2 受体相互作用诱导嗜酸性粒细胞趋化。

神经介素 U 属于神经肽家族，广泛表达于哺乳动物的各种类型的神经（包括胆碱能神经、非胆碱能神经和感觉神经等）中，参与调节食欲、控制能量平衡、刺激肌肉收缩和促进肿瘤转移等多种生命活动。

固有免疫在过敏性鼻炎发病过程中也发挥了重要作用，2 型固有淋巴细胞（type2 innate lymphoid cells，ILC2s）是固有免疫的重要组成部分。ILC2s 不表达抗原特异性受体而能直接接受上皮细胞来源的细胞因子，如 IL-25、IL-33、TSLP 的刺激，参与和调节 Th2 免疫应答。有研究表明，黏膜下胆碱能神经元可分泌神经介素 U，并结合于 ILC2s 表面的 NMUR1，从而激活 ILC2s，诱发 Th2 型炎症。

降钙素基因相关肽是降钙素家族多肽类成员之一，广泛表达于外周和中枢神经元中。在食物过敏小鼠血清中，降钙素基因相关肽浓度和结肠黏膜降钙素基因相关肽 mRNA 表达升高，食物过敏小鼠结肠中降钙素基因相关肽阳性神经密度升高，并募集大量肥大细胞，同时降钙素基因相关肽拮抗剂具有缓解食物过敏症状的功能，并可降低近端结肠肥大细胞数目。肺内神经内分泌细胞具有合成降钙素基因相关肽的能力，在肺内气道分支点附近检测出分泌降钙素基因相关肽的神经与 ILC2s 共定位现象。ILC2s 表达降钙素基因相关肽受体基因 Calcrl 和 Ramp1。体外培养试验发现"IL-7+IL-33"或者"IL-7+IL-33+IL-25"联合 CGRP 可促进 ILC2s 合成更多 IL-5、IL-6。由此可见，降钙素基因相关肽对 ILC2s 具有正性调节作用。

P 物质是一种由感觉神经上的伤害感受器 TRP 通道被激活后释放的神经肽。研究表明，刺激伤害感受器外围终端可导致钙介导的囊泡释放神经肽样 SP 和降钙素基因相关肽，并产生神经源性炎症，表现为增加血管的通透性和舒张血管。此类神经肽的释放可通过逆行反射放大和延伸。ILC2s 表面表达 P 物质、降钙素基因相关肽和血管活性肠肽受体，因此神经肽 P 物质可通过调控 ILC2s 参与过敏性鼻炎炎症反应。

ILC2s 也表达 β_2 肾上腺素受体（β_2-adrenergic receptor，β_2AR）。研究发现在小鼠小肠组织免疫染色中可在肾上腺素能神经元周围见到 ILC2s。β_2AR 信号通道负性调节 ILC2s 增殖和活性。表现为当 β_2AR 缺乏时，小肠和肺部 ILC2s 反应和 2 型炎症加重；相反，β_2AR 激动剂则降低 ILC2s 活性和炎症水平。

ILC2s 表面表达 α7 烟碱型乙酰胆碱受体（α7-nicotinic acetylcholine receptor，α7nAChR），在 IL-33 刺激下其表达升高。实验研究发现 α7nAChR 激动剂能抑制 ILC2s 细胞内 GATA3 和 NF-κB 信号通路，从而促进 ILC2s 合成 2 型细胞因子。

综上所述，ILC2s 细胞表达大量神经多肽类受体，使得 ILC2s 免疫活性直接受神经信号调控。对神经肽水平的调控有望成为抑制过敏性鼻炎的发生和发展的作用靶点。

5. 中医中药治疗

中医将过敏性鼻炎归于"鼻鼽"范畴。黎玉秀等在《伤寒论》经方治疗过敏性鼻炎临床研究中指出，在三阳经辨证中，当以外感实邪为基本病机，以太阳病阶段研究较多，多以散寒解表麻黄汤、温肺化饮小青龙汤、调和营卫桂枝汤、温阳行水五苓散为主，针对不同的病机，制订相应治法，可显著提升过敏性鼻炎的治疗效果。在三阴经辨证中，当以脏腑功能失调为基本病机，以太阴、少阴两经为主，过敏性鼻炎多以肺脾肝肾亏虚为本，常用苓桂术甘汤健脾温化痰饮、真武汤补肾化饮、肾气丸温补肾阳、麻黄附子细辛汤温补肾阳兼祛邪。从阳明和厥阴辨治过敏性鼻炎的研究偏少。中医学在漫长的临床实践中，对本病的辨证思维和治疗方法积累了丰富经验，运用《伤寒论》经方治疗过敏性鼻炎疗效确切。

目前有关中医药治疗过敏性鼻炎的研究报道主要集中在个案报道、名家经验总结、单纯临床疗效观察。采用更科学的评价体系，开展高质量的临床研究和基础研究是当代中医药发展的必然要求。

综上所述，针对信号通路和神经递质的靶向治疗、阻断神经递质释放的手术治疗、肠道微环境的调节以及中医中药治疗是过敏性鼻炎治疗的重要补充和未来的研究方向。随着对过敏性鼻炎免疫机制的深入了解、相关临床证据的增多，将会有更多新技术出现，我们对过敏性鼻炎的预防和治疗也将变得更加积极主动。

第三节 鼻主动健康与鼻窦炎防治

一、鼻窦炎相关知识

（一）概述

鼻窦炎是指由病毒、细菌或真菌等病原体感染而引起的鼻窦黏膜炎症，是耳鼻咽喉科最常见的疾病之一，发病率呈逐年上升趋势。鼻窦炎的常见临床症状除了疼痛、流鼻涕、鼻塞以及嗅觉障碍等，还可引起耳朵、咽喉以及气管、支气管、肺部等部位的生理功能紊乱，甚至导致患者在记忆以及情感方面出现诸多问题。鼻窦炎虽不致命，但却严重影响人们的生活质量，给个人健康及社会经济带来了巨大的负担。若未及时治疗，部分患者还可产生颅内（化脓性脑膜炎、硬膜外脓肿等）或眼部（视神经炎、眶内脓肿、眶骨膜下脓肿等）等并发症，因此我们应该提高对鼻窦炎的重视程度。

根据症状的持续时间和频率，鼻窦炎可分为急性鼻窦炎和慢性鼻窦炎。急性鼻窦炎病程小于12周，主要表现为持续上呼吸道感染症状。慢性鼻窦炎的病程大于12周，且伴有影像学改变，包括窦口鼻道复合体、鼻窦内的黏膜改变。慢性鼻窦炎又分为不伴鼻息肉的慢性鼻窦炎和伴鼻息肉的慢性鼻窦炎。

（二）病因

引起鼻窦炎的病因复杂多样，主要包括环境因素和机体内在因素。

（1）环境因素。病毒、细菌以及真菌等感染性因素是鼻窦炎的主要病因。急性鼻窦炎多继发于急性鼻炎，常由病毒感染引起，包括鼻病毒、冠状病毒、流感病毒、副流感病毒和呼吸道合胞病毒等。大多数急性病毒性鼻窦炎为自限性，如果症状持续7～10天，或在首次出现后5～7天仍继续加重，应注意急性细菌性鼻窦炎的可能，最常见的致病菌为肺炎链球菌、流感嗜血杆菌和卡他莫拉菌；慢性鼻窦炎的致病菌则常为金黄色葡萄球菌、铜绿假单胞菌和厌氧菌。此外，过敏反应、手术及外伤等因素导致鼻腔鼻窦通气和黏膜引流障碍都可导致鼻窦炎的发生。

（2）机体内在因素。主要包括遗传因素、免疫缺陷因素、过敏炎症因子，以及窦口鼻道复合体解剖结构变异和阻塞等因素。

（三）发病机制

鼻腔和鼻旁窦内衬有纤毛的假复层柱状上皮。黏液纤毛是由产生黏液的杯状细胞形成的，黏液可以捕获有毒颗粒。在纤毛的作用下，捕获的颗粒从鼻窦输送到鼻咽，环境和宿主因素综合作用导致炎症或破坏黏液纤毛清除功能，从而导致解剖生理改变。

由于感染、过敏、免疫以及遗传等多种因素相互作用，黏膜上皮结构功能发生改变，在多种细胞因子调控作用下的黏膜炎症导致窦口黏膜肿胀或机械性阻塞狭窄和黏液纤毛功能的丧失。而变态反应性炎症、解剖学异常或病毒感染会加剧该病理过程，加重鼻窦开口的闭合，鼻窦开口阻塞引起鼻窦内局部缺氧，使得分泌物和炎性产物潴留，为细菌的生长提供了合适的环境。鼻窦内缺氧和血液中碳酸过多使 pH 值降低，与鼻腔和鼻窦产生的分泌物及炎性产物联合引起纤毛功能改变，从而导致鼻窦炎的恶性循环。

（四）病理

急性鼻窦炎根据病理改变分为 3 期，即急性卡他期、急性化脓期和并发症期。急性卡他期鼻窦炎表现为早期黏膜缺血，继而血管扩张，分泌物增多。黏膜上皮充血、水肿、变厚导致鼻窦开口缩小、固有层水肿，可见白细胞及淋巴细胞浸润。急性化脓期鼻窦炎表现为黏膜水肿、血管扩张加重、脓性分泌物增多、上皮坏死、纤毛脱落、白细胞浸润更显著。并发症期鼻窦炎表现为炎症侵犯骨质，经血管扩散引起骨髓炎、眶内以及颅内感染等。

慢性鼻窦炎可分为慢性卡他性鼻窦炎和慢性化脓性鼻窦炎。慢性卡他性鼻窦炎表现为黏膜上皮增厚、杯状细胞增生、固有层水肿、浆细胞及肥大细胞浸润。慢性化脓性鼻窦炎表现为黏膜上皮层肉芽形成、固有层见大量浆细胞及肥大细胞浸润、周围血管浸润明显，周围骨质可有成骨或破骨变化。

（五）症状

鼻窦炎主要表现为鼻塞、流脓涕、嗅觉障碍以及局部疼痛、头痛等。急性鼻窦炎发作时鼻塞、流鼻涕的症状较重,头痛会比较明显,清除鼻窦黏液后头痛会缓解,还会出现咳嗽、呕吐、腹泻、发热和食欲下降等全身症状。而慢性鼻窦炎的局部鼻部症状及全身症状一般较轻或不明显。慢性鼻窦炎的患者还可能患有其他呼吸道炎症疾病,如哮喘和过敏性鼻炎。

(六)检查

急性鼻窦炎、慢性鼻窦炎的常见检查方法分别见表4-3-1、表4-3-2。

表4-3-1　急性鼻窦炎的常见检查方法

检查方法	检查内容及特点
一般检查	鼻窦皮肤及软组织红肿,局部压痛和叩痛,鼻腔黏膜充血肿胀
穿刺冲洗	急性上颌窦炎,炎症控制可行穿刺冲洗
影像学检查	X线有较高的假阳性率和假阴性率,并非诊断急性鼻窦炎所必需;CT检查更方便直观

表4-3-2　慢性鼻窦炎的常见检查方法

检查方法	检查内容及特点
一般检查	一般无明显的局部叩击痛、压痛以及鼻窦皮肤及软组织红肿;下鼻甲萎缩,中鼻甲水肿、肥大,中鼻道见脓性分泌物且有(或无)息肉样病变
鼻纤维镜及鼻内镜检查	可以进一步了解鼻窦口鼻道复合体、鼻腔甚至鼻窦内的病变
影像学检查	鼻窦炎X线、CT以及MRI检查;鼻窦CT最常见,CT可以使鼻窦的病变显露更加清晰

(七)诊断

1. **急性鼻窦炎诊断**

急性鼻窦炎的诊断应结合详细的病史、体格检查以及影像学和实验室检查结果进行分析。根据欧洲鼻窦炎和鼻息肉意见书(European posilion paper on rhinosinusitis and nasal polyps,EPOS)指南(2020年版),急性病毒性鼻窦炎是由病毒感染引起的鼻腔和鼻窦炎症,通常在10天内消退,而病毒感染后鼻窦炎是在急性病毒性鼻窦炎的基础上,病情在5天后加重或病程持续超过10天。

2. **慢性鼻窦炎诊断**

与急性鼻窦炎一样,慢性鼻窦炎的诊断应详细询问病史,并结合症状、体征以及影像学和实验室检查结果进行分析。

根据 EPOS 指南（2020 年版），成人慢性鼻窦炎的临床诊断标准为：①可能伴随局部疼痛。②嗅觉减退或丧失，且症状持续 ≥ 12 周。③同时鼻内镜可见鼻息肉，和（或）来源于中鼻道的黏脓涕，和（或）主要位于中鼻道的水肿（或黏膜肿胀堵塞）。CT 影像学可见窦口鼻道复合体和（或）鼻窦内的黏膜改变。慢性鼻窦炎以两种或两种以上的症状为特征，其中至少包含鼻塞或流鼻涕的鼻部症状。

严重程度划分：根据 EPOS 指南（2020 年版），慢性鼻窦炎的严重程度可通过视觉模拟量表（VAS）（0 ～ 10 分）判断，轻度为 0 ～ 3 分，中度为 4 ～ 7 分，重度为 8 ～ 10 分。

（八）并发症

鼻窦炎对于耳、鼻、咽喉各处，以及气管、支气管、肺部及消化道等生理功能均能产生不良影响。可形成病灶，使其他器官及脑力受到损伤；可导致骨髓炎或颅内并发症，如化脓性脑膜炎、硬膜外脓肿等；以及眼部并发症，如视神经炎、眶内脓肿、眶骨膜下脓肿等。

（九）治疗

鼻窦炎的治疗要点见表 4-3-3。

表 4-3-3　鼻窦炎的治疗要点

类型	治疗方式	推荐方法	可选择使用方法	不推荐方法
急性鼻窦炎	以药物治疗为主，复杂病例可考虑手术治疗	皮质类固醇	（1）抗生素：怀疑为急性细菌性鼻窦炎； （2）盐水鼻腔冲洗或鼻喷雾剂； （3）减充血药：仅短期疗程（＜5 天）	抗组胺药
不伴鼻息肉的慢性鼻窦炎	（1）适当的药物治疗； （2）手术治疗	（1）鼻用类固醇（滴剂或喷雾或冲洗）； （2）盐水鼻腔冲洗； （3）口服抗生素； （4）功能性鼻内镜手术	口服类固醇（短期疗程）	局部使用抗生素或抗真菌药

续表

类型	治疗方式	推荐方法	可选择使用方法	不推荐方法
伴鼻息肉的慢性鼻窦炎	（1）适当的药物治疗； （2）手术治疗	（1）鼻用类固醇（滴剂或喷雾或冲洗）； （2）盐水鼻腔冲洗； （3）口服类固醇（短期疗程）； （4）功能性鼻内镜手术； （5）生物制剂（单克隆抗体）	（1）抗白三烯药； （2）口服抗生素	局部使用抗生素或抗真菌药；非大环内酯类抗生素（<3周）

（十）日常护理知识

（1）嘱患者养成良好的生活习惯，不要过度劳累，注意劳逸结合，适当锻炼，提升身体素质。

（2）急性鼻窦炎发作时，多休息，保持室内空气流通，避免长时间待在空气质量较差的环境中。

（3）加大对鼻腔的保护力度，避免鼻腔用力过度、遭遇损伤等；注意鼻腔卫生健康，多呼吸新鲜空气，不轻易使用鼻药。

（4）避免接触花粉、香水等致敏性物质。

（5）注意预防感冒，减少急性鼻窦炎的发生，防止其转化为慢性鼻窦炎。

（6）注意使用正确的擤鼻涕方法，即堵住一侧鼻孔，轻轻地往外呼气，交替性地擤鼻涕。切勿同时堵住两侧鼻翼向外擤，以免将鼻腔内的分泌物逆向擤入中耳腔内，造成耳部感染。如果鼻涕较稠厚，可以用盐水或温水清洗鼻腔，以帮助稀释鼻涕。

（7）出现鼻炎症状时需及时治疗以降低对身体的不利影响，还要积极防治邻近器官的炎症，如扁桃体炎、咽炎等，不让细菌蔓延到鼻腔。

（8）提高警惕，切勿以为急性鼻窦炎是小病，如不及时治疗，会发展成多组鼻窦炎或全组鼻窦炎，或转为慢性鼻窦炎，进而加重病症，危害健康。

二、鼻窦炎的个体化和规范化非药物干预策略

（一）遗传因素及干预策略

1.遗传因素

尽管在与鼻窦炎发病机制有关的众多因素中，遗传因素所占的比重很低，但

是鼻窦炎的遗传影响还是得到了有力支持。一个典型的例子是囊性纤维化，囊性纤维化是一种常染色体隐性遗传病，它的纯合突变与氯化物转运基因突变导致氯化物转运缺陷。囊性纤维化几乎全部合并慢性鼻窦炎，80%合并鼻息肉。慢性鼻窦炎优先影响上颌窦，是囊性纤维化的一贯特点。原发性纤毛运动障碍也是一种常染色体遗传病，因纤毛中心微小管缺失致使纤毛无法运动，常伴发慢性鼻窦炎。并且，慢性鼻窦炎有家族聚集倾向，慢性鼻窦炎伴鼻息肉遗传的可能性为13.3%～52%，同卵双胞胎均发生鼻息肉的风险接近100%。多个基因的多态性与慢性鼻窦炎相关，包括IL-1AB、TNFA、AOAH、IRAK4、SERPINA1、TLR、HLA-A、HLA-B、HLA-C、HLA-DR、HLA-DQ、HLA-DQA1、HLA-DQB1、IL-1RL1、IL-4、IL-33等。最近有研究聚焦于苦味受体T2R38，其多态性也与慢性鼻窦炎风险增加相关。另外，研究结果还显示该受体与慢性鼻窦炎的预后有关，与正常人群相比，接受手术的慢性鼻窦炎患者中"味觉超敏感"的出现率更低。

2. 干预策略

遗传风险因素可能难以改变，但是减少高风险人群的环境暴露、筛查高风险人群以及鉴定具有预后价值的基因具有重要意义。

（二）生活习惯及干预策略

1. 生活习惯

烟草被认为在鼻窦炎中起着关键作用。研究表明，与不吸烟者相比，积极吸烟者患鼻窦炎的比率更高，并且这种关系是剂量依赖性的。此外，被动吸烟也被认为是鼻窦炎的独立危险因素，并影响其鼻窦炎症状。已经确定肥胖是鼻窦炎的重要危险因素，可能的原因是过量脂肪组织导致的炎性状态有利于鼻窦炎的发展。除此之外，酒精能够诱导鼻窦炎的症状加重，酒精高反应性在复发性慢性鼻窦炎伴鼻息肉患者及症状严重的患者中更为普遍。熬夜会导致人体免疫功能下降，可能会导致体质相对敏感，呼吸道黏膜更易受病原微生物侵袭引起上呼吸道感染性疾病，致使鼻窦炎发生或症状加重。此外，上颌窦炎中有一部分是牙周疾病感染蔓延所致，而龋齿是最常见的引起牙周疾病的原因。研究表明，食用过多甜食、经常饮用碳酸饮料、睡眠前喝牛奶、饭后不漱口、早晚不刷牙等不良生活习惯均会导致龋齿的发生，从而增加鼻窦炎的发病风险。

2. 干预策略

（1）积极防治龋病，应从防治病牙入手，包括养成早晚刷牙、饭后漱口的习惯。氟是有效的防龋剂，用含氟牙膏，有一定的预防龋病的作用。积极预防牙周炎，1年至少进行1次口腔检查和洗牙，如有口腔问题，应及时处理。

（2）改变长期吸烟、喝酒等不良的生活习惯。规律作息，避免熬夜、过度劳累。

（3）坚持体育锻炼，科学饮食，限制纯糖与甜食的摄入，控制体重。

（三）心理相关危险因素及干预策略

1. 心理相关危险因素

不良的心理状态会使包括鼻窦炎在内的急性感染性疾病的发病率升高。有研究表明，焦虑症和抑郁症患者的鼻窦炎发病率可达12%～20%。长期的压力暴露还会增加特应性呼吸系统疾病的发病风险。抑郁、焦虑和慢性鼻窦炎严重程度之间的相互作用已被证明，特别是嗅觉缺失的慢性鼻窦炎患者，其症状自评量表（SCL-90）中焦虑和恐惧得分均较高。鼻窦炎不仅显著影响患者的心理健康，而且其影响程度甚至超过过敏性鼻炎，其中女性的心理受损程度明显高于男性。有研究通过鼻腔鼻窦结局测试-22量表（SNOT-22）和感知压力测试量表（PPS）对鼻窦炎患者进行问卷调查，发现压力得分较高的患者有更明显的流脓涕、鼻后滴漏、咳嗽、睡眠不安、疲劳和悲伤等症状。此外，鼻窦炎患者普遍存在轻度到轻-中度心理健康损害，强迫症状、人际关系敏感、焦虑、精神病性障碍等随着病情的加重而加重。慢性心理应激可能是加重鼻窦炎患者病情的因素之一，甚至可能导致患者病情加重。鼻窦炎已被证明对患者的社会功能有很大的负面影响，而患者鼻腔症状的改善也可显著改善患者情绪。

2. 心理干预策略

（1）认知不良心理状态。不良的心理亚健康状态通常指介于健康状态与疾病状态之间的异常心理变化，是在正常人群中尤为常见的一种不良心理状态。例如当个体出现"快乐感"小于"痛苦感"，嘴边常说"没劲""很累""心烦""过够啦"之类字眼时，可能就已经处于不良心理状态。若鼻窦炎患者的不良心理状态进一步发展，可能会导致心理障碍。不良心理状态可通过休息、聊天、运动、娱乐、户外活动等方式进行调节并缓解，对于长时间不能缓解的个体，他们可能形成了一种相对固定的心理状态，须及时寻求心理医生的帮助。

（2）正确认识鼻窦炎。鼻窦炎患者时常发生心理变化，容易产生一些心理问题。鼻窦炎是一种可防可治的疾病，患者既不能因为其反复发病、一时效果不佳而对治疗失去信心，也不能想当然地认为鼻窦炎就是个小病，吃不吃药都可以，或者在急性期随意用药，延误病情。正确认识鼻窦炎的发病和发展规律，不但可以有效预防疾病，而且能提高治疗效果。一般来说，心理健康的鼻窦炎患者，其病情不会明显影响工作和生活。

（3）控制焦虑情绪。焦虑是人们遇到挑战、困难或危险时的一种正常的情绪反应，通常表现为紧张、不愉快甚至痛苦。当人们焦虑时，容易生气动怒，可导致神经控制过程的灵活性、平衡性和稳定性受损，不利于鼻窦炎的预防和病情控制。因此，患者应学会自我调节，控制自己的情绪和行为。在无法自我控制时，应借助家属的帮助，通过家庭亲情的温暖来缓解压力。

（4）面对并接受现实。心理健康的人能够客观认识和评价周围事物，并保持良好的环境适应能力，对自己的能力有充分的信心，对生活、学习、工作中的各种困难和挑战都能妥善处理。对于鼻窦炎患者来说，有时候会因为鼻窦炎发作引起的鼻塞、流鼻涕、头痛、嗅觉下降等症状而感到困扰，总觉得自己不如意，要想保持身心健康，最关键的是要有一种积极向上的良好心态，要把良好的心理状态带入疾病防治之中。尽管鼻窦炎中也有以嗜酸性粒细胞浸润为主的难以彻底治愈类型，但是实事求是地承认和接受这一事实，并且积极面对疾病和人生，才是有效治疗各种心身疾病的前提。

（四）环境相关危险因素及干预策略

1. 环境相关危险因素

人类的生活环境会受到物理、化学、生物及社会等因素的影响，这些潜在的健康危险因素随着作用时间、频率的增加，会对人体产生急性或慢性危害。环境因素可诱发和加重鼻窦炎。

（1）空气污染。有研究发现空气污染物与鼻窦炎症状严重程度有关，这可能受暴露水平影响，且对不伴鼻息肉的慢性鼻窦炎患者的影响更为明显。

（2）职业暴露。职业接触纸粉尘、金属粉尘、清洁剂、有毒气体与鼻窦炎的发生有关。最近的一项研究发现，纺织工人的职业粉尘暴露与鼻息肉的发生之间存在重要的关联。还有研究对 55 名慢性鼻窦炎伴息肉受试者的息肉或鼻黏膜进行原子吸收光谱法测定镉、铬、镍和砷，他们检测到息肉组织中的重金属含量比同一患者的非息肉组织高，提示重金属暴露在慢性鼻窦炎伴息肉发病机制中的作用。

（3）变态反应。许多对特应性与慢性鼻窦炎的关系回顾性分析中获得了很好的研究与结论。并且不同的表型或内在型的慢性鼻窦炎可能与变态反应有不同的关联，比如英国的一项研究中纳入了 1470 名参与者：221 名对照组、553 名慢性鼻窦炎不伴息肉患者、651 名慢性鼻窦炎伴息肉患者和 45 名真菌性鼻窦炎患者，其吸入性过敏的患病率分别为 13.1％、20.3％、31.0％和 33.3％。在这项研究中，慢性鼻窦炎伴息肉患者的屋尘螨过敏比例（16％）明显高于慢性鼻窦炎不伴息肉患者（9％）。变态反应可能不是引起慢性鼻窦炎的初始原因，但却是慢性鼻窦炎发生发展的一个易感因素，可以加重慢性鼻窦炎患者黏膜的炎症反应。

2. 干预策略

（1）细心打理居住环境。"常开窗，透阳光，通空气，保健康"，要注意经常打扫房间，并保持居室通风良好、阳光充足。卧室宜干勿潮，被褥勤洗勤晒。不宜长时间连续待在空调房间，睡醒时易出现鼻塞、流涕、头痛等症状。此外，还要注意，虽然装修后新房的家具和装饰材料都是环保的，但它们仍会释放有毒物质，造成污染，如长期处在甲醛气体环境中会造成鼻黏膜充血水肿。

（2）营造舒适健康的工作环境。工作环境温度变化或刺激性气体、粉尘，易触发或加重鼻窦炎，在上班时要注意开门、开窗，对于暴露在刺激性气体、粉尘、柴油机废气中的工种，应做好呼吸防护，佩戴防护装置。

（3）规避变应原。移去变应原，包括宠物，甚至可疑的花草或者家具。用木板、地砖等代替地毯，尤其是固定于地板上的地毯更应去除。蟑螂的排泄物中的蛋白质是引起过敏性鼻炎及哮喘的重要物质，家庭定期除蟑螂也非常重要。真菌孢子可引起过敏反应，其广泛存在于人们的各个生活角落，房间尽量不要储存旧书籍、旧鞋、旧床单等，及时处理餐后食物，防止霉变，在梅雨天或回南天时家中可使用除湿机控制湿度。

（4）改善空气质量。有条件的可使用空气净化器过滤空气中的 PM2.5、粉尘、花粉等有害物质，避免吸入这些有害且易致过敏的物质。

（五）感染因素及干预策略

1. 感染因素

人类呼吸道是大量微生物的家园，从鼻腔到肺部的小气道，这些微生物遍布整个呼吸系统。健康和患病的鼻窦都有细菌、真菌和病毒。这些微生物的不平衡（即生态失调）在易感宿主中可导致慢性鼻窦炎。

（1）细菌和生物膜。正常人的鼻腔也有细菌定植，最常见的细菌是厚壁菌门、放线菌门、变形菌门、拟杆菌门和梭杆菌门。慢性鼻窦炎患者的细菌组成变化很大，反映了多个分类水平上的生态失调。更大的生物多样性和基石菌属的丰度是健康呼吸道的关键，因为这些细菌有助于限制炎症和控制感染。而这些细菌的丰度不足导致环境可能支持更多潜在致病性物种的扩张，如葡萄球菌或肺炎链球菌等。另外，细菌生物膜不仅可作为感染性病原菌发挥致病作用，也可作为抗原、超抗原、佐剂、毒素和炎性因子促进鼻窦炎的发生和发展，是机体对抗菌药物产生耐药性的一个重要因素。

（2）病毒组。存在于鼻腔中的病毒群落，即病毒体，也可能在慢性鼻窦炎的病理生理中发挥作用。健康成人体内携带大量病毒，包括 DNA 病毒、单链 RNA 病毒、噬菌体等。大多数慢性鼻窦炎患者在发生鼻窦炎之前或在鼻窦炎症状加重一段时间之前出现最初的病毒性上呼吸道感染，并且慢性鼻窦炎患者的病毒组中似乎含有相对丰富的鼻病毒和冠状病毒。人鼻病毒感染可对鼻上皮产生多种不同的影响。它可以通过破坏紧密连接蛋白破坏黏膜衬里，从而使上皮细胞受到细菌侵袭和感染。它还可以通过显著增加潜在有害细菌（如金黄色葡萄球菌）对呼吸道黏膜的黏附性来诱导继发性细菌入侵。此外，一些人鼻病毒毒株可以上调原代人鼻上皮细胞内的表面分子（如连接蛋白、血小板活化因子受体和癌胚抗原相关的细胞黏附分子等）的表达。这些证据表明病毒—细菌相互作用可能促进慢性鼻窦炎的发展，因为病毒可以通过破坏气道上皮屏障功能促进细菌结合和易位。

（3）真菌组。一些基于分子的研究分析了鼻腔真菌组，结果显示在健康受试者和慢性鼻窦炎受试者鼻腔中都存在真菌微生物。与细菌种群一样，真菌种群可能会失去平衡（即真菌生态失调），对宿主健康产生潜在的有害影响。此外，共存于鼻腔中的细菌和真菌有时会相互作用。细菌的共定殖可以影响真菌的形态、存活和生长。例如，金黄色葡萄球菌在混合生物膜生长过程中穿透白念珠菌的

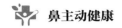

菌丝。

2. 干预策略

（1）积极锻炼身体，提高身体素质，增强抵抗疾病的能力。同时要注意劳逸结合，增强营养也可以有效减少上呼吸道感染，有利于预防鼻窦炎的发生。

（2）平时注意手卫生，避免抠鼻孔、拔鼻毛等不良习惯，减少微生物经手指甲缝进入鼻腔，避免破坏原有的菌种稳态。

（3）霉菌感染有季节性和地区性，由于潮湿季节霉菌易大量繁殖，所以在特定的时期要注意防潮、防霉变。霉菌的感染也与职业有关，如酿造业、农牧业、制药业、仓库保管员等经常接触霉菌的人群要注意有效职业防护。

三、鼻窦炎的新技术与研究热点

慢性鼻窦炎是病程超过 12 周的鼻腔鼻窦慢性炎症。2015 年一项全国性流行病学调查数据显示，我国人群慢性鼻窦炎的总体患病率为 8%。《中国慢性鼻窦炎诊断和治疗指南（2018）》将慢性鼻窦炎分为慢性鼻窦炎伴鼻息肉和慢性鼻窦炎不伴鼻息肉。《2020 年欧洲鼻窦炎和鼻息肉意见书》将慢性鼻窦炎依据炎症免疫反应类型分为 1 型、2 型和 3 型。

（一）鼻窦炎检查

1. 影像学检查

鼻窦轴位、冠状位、矢状位 CT 联合应用对于重建鼻窦立体结构、了解重要解剖结构有重要作用，依靠 CT 可以发现一些骨性解剖变异，如中鼻甲反向弯曲、筛泡过度气化、鼻丘气房、筛漏斗狭窄或闭塞、筛顶与筛板高台式连接等。MRI 在真菌性鼻窦炎或某些鼻息肉伴骨质破坏，需要和肿瘤相鉴别时有辅助诊断作用。CT 和 MRI 均需要依靠影像科医生的经验辅助诊断，而且得出报告有时间差。使用口腔锥形束 CT 对鼻窦进行轴位、冠状位、矢状位扫描，在科室内能立即得到相应的影像图片，优点是操作简单、读片快；缺点是图层稍厚，对于精细的解剖部位无法看清，需要科室内有经验的医师阅片。

2. 特殊检查

患者的主观症状评分在各个疾病的诊断及疗效判断中已广泛应用，各指南均推荐症状的视觉模拟量表评分。分数为 0～10 分，患者根据自身感受对各症状进行评分，这有助于真实反映患者的主观感受，而不依靠特殊检查进行间接判断。

鼻声反射和鼻阻力从不同方面客观反映鼻腔的通畅程度，是目前临床上客观评估鼻腔通气功能的主要方法；嗅觉事件相关电位和嗅觉计定量检查是临床常用的嗅觉检测方法；糖精试验是黏液纤毛传输系统功能评估的常用检测方法。

鼻腔通气检查方法有鼻腔计算流体力学模拟、鼻吸气流峰速计、Odiosoft-Rhino 软件分析、光学鼻腔测量。

（二）药物治疗

慢性鼻窦炎用药按手术时间分为术前用药、术中用药、术后用药；按作用分为抗生素、减充血剂、糖皮质激素、黏液促排剂、抗组胺药、鼻腔盐水冲洗液。真菌性鼻窦炎应根据病原体使用相应的抗真菌药物，但对于病原菌不明的侵袭性真菌性鼻窦炎，可使用静脉注射两性霉素 B。

1. 可降解鼻窦药物支架

动物实验明确表明药物支架可以在不影响鼻腔上皮化的同时减少肉芽形成。随着临床生物医学的发展，可降解鼻窦药物支架获准上市后才开始体现了它的优点。

（1）可降解鼻窦药物支架的作用。作为支架维持术后鼻腔各解剖结构的通畅；释放支架上的糖皮质激素，发挥全方位的持续的抗炎作用；减少功能性鼻内镜手术术后并发症，如鼻腔粘连、息肉复发等。

（2）临床研究现状。可降解鼻窦药物支架临床使用已逐渐成熟，大量的国内外研究表明它对于维持窦腔开放和减少炎症是安全有效的。2011 年，Murr 等对 43 例采用功能性鼻内镜手术的双侧慢性鼻窦炎患者进行多中心研究，术后 2 个月随访鼻腔情况，发现放置 Intersect ENT 公司研发的 Propel 支架的试验组鼻腔粘连的概率为 5.3%，而另一侧鼻腔放置不含药物的对照组鼻腔粘连概率为 21.1%。王奎吉等在嗜酸性粒细胞型鼻息肉患者的功能性鼻内镜手术术中植入浦易生物研发的全降解鼻窦药物祥通支架（祥通），通过评估鼻部症状视觉模拟量表评分、Lund-Kennedy 鼻内镜评分、黏膜病理嗜酸性粒细胞计数等指标，认为祥通可抑制黏膜炎症，改善鼻内镜评分，促进术腔良性转归。Forwith 等通过对 50 例接受功能性鼻内镜手术的慢性鼻窦炎患者进行随访，发现在术后 30 天，该类支架降

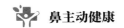

解后平均残余量为完整支架的 14.9%，在术后 60 天则仅剩 0.2%。

2. 生物靶向药物

内在型鼻窦炎分为 3 型，1 型和 3 型合称为非 2 型。1 型以辅助性 T 细胞 1（Th1）为主，主要防御病毒、微生物的细胞内病原体；2 型以辅助性 T 细胞 2（Th2）为主，主要作用于寄生虫免疫和大型的细胞外致敏原；3 型由辅助 T 细胞 17（Th17）介导，针对细胞外细菌和真菌。

慢性鼻窦炎的 1 型免疫反应是通过产生 IFN-γ 和 TNF-α，进而刺激 ILC1、细胞毒性 T 细胞 1 和 Th1 细胞，激活巨噬细胞并诱导细胞溶解。目前临床上 TNF 靶向生物药物已用于治疗包括严重哮喘、慢性阻塞性肺病及肺结节病在内的肺部免疫炎症性疾病。从理论上讲，TNF-α 生物靶向药物也可用于治疗以中性粒细胞炎症反应为主的 1 型慢性鼻窦炎，但目前尚未进行任何临床试验，因此 TNF-α 靶向生物制剂在 1 型慢性鼻窦炎治疗中的应用有待进一步研究。

慢性鼻窦炎的 2 型免疫反应以嗜酸性粒细胞和肥大细胞的浸润、杯状细胞的增生、IgE 的增多以及 ILC2、Te2 和 Th2 细胞产生 IL-5、IL-4 和 IL-13 等细胞因子水平的升高为特征。目前，针对不伴鼻息肉的鼻窦炎的治疗已有 3 类生物制剂（抗 IL-5、抗 IL-4/IL-13 受体、抗 IgE）进行了临床试验研究，这些试验基于相似的研究设计，通过对受试者进行生物制剂治疗与安慰剂治疗比较，结果显示这些生物制剂可以明显减轻鼻息肉的严重程度，改善患者的鼻塞、流涕及嗅觉减退等症状，提高患者的生活质量以及减少患者糖皮质激素的应用和降低重复手术率。

慢性鼻窦炎的 3 型免疫反应特征是 ILC3、Tc17 细胞和 Th17 细胞会产生 IL-17 和 IL-22 细胞因子。目前 IL-17 作为一个重要的治疗靶点，已经开发出相应的抗 IL-17 生物靶向治疗药物，用于调节包括银屑病、类风湿关节炎、克罗恩病和哮喘在内的异常炎症反应。然而，抗 IL-17 对 3 型慢性鼻窦炎患者的治疗效果还有待进一步临床研究。

单纯 1 型慢性鼻窦炎在临床上比较少见，多与 2 型、3 型慢性鼻窦炎组合出现。功能性鼻内镜手术研究证实其更适用于非 2 型伴鼻息肉的慢性鼻窦炎，对于部分 2 型不伴息肉的慢性鼻窦炎和严重伴鼻息肉的慢性鼻窦炎来说，手术效果欠佳。因此针对炎症反应过程的生物靶向药物有望成为患者的新希望。

3. 临床和 3 期生物靶向制剂

（1）奥马珠单抗。

奥马珠单抗是一种针对血液中 IgE 的生物制剂，目前已经批准用于哮喘和特应性皮炎，而用于治疗不伴息肉的慢性鼻窦炎正在进行 3 期临床试验。近期一项研究发现使用抗 IgE 治疗后，血清中游离 IgE 水平并没有发生较大变化，因此奥马珠单抗被认为对于表型伴或不伴过敏的不伴息肉的慢性鼻窦炎患者均有效。

2020 年的一项研究表明，使用奥马珠单抗治疗 4 个月后，收集患者血常规、鼻功能等客观检查结果和鼻部症状视觉模拟量表评分等，观察到合并哮喘的复发性不伴息肉的慢性鼻窦炎患者的鼻部症状有所改善、生活质量改善、鼻息肉体积缩小、外周血嗜酸粒细胞数量降低，奥马珠单抗有望成为该类患者的治疗新选择。

（2）瑞利珠单抗和美泊利单抗。

瑞利珠单抗和美泊利单抗是靶向抗 IL-5 抗体的生物制剂。IL-5 是诱导黏附分子的表达，促进嗜酸性粒细胞自血液中渗出、激活和存活的关键细胞因子。研究表明，约 80% 的鼻息肉患者会出现 IL-5 水平升高。抗 IL-5 单克隆抗体与 2 型炎症反应中的主要细胞因子 IL-5 结合后，可降低组织中的嗜酸性粒细胞数量、降低局部 IgE 水平，从而抑制变应性疾病的发生。

研究表明，两者均可明显降低鼻息肉中嗜酸性粒细胞的数量、减小鼻息肉的体积，降低 Lund-Mackay 评分，并改善患者的症状。目前，美泊利单抗正在进行 3 期临床试验，研究其可降低慢性鼻窦炎患者手术的概率，以及改善嗜酸性肉芽肿性血管炎的慢性鼻窦炎症状。

（3）贝那利珠单抗。

贝那利珠单抗是一种抗 IL-5 受体的单克隆抗体，作用于嗜酸性粒细胞、嗜碱性粒细胞上的 IL-5Ra，起到拮抗 IL-5 与 IL-5 受体的作用，阻断细胞信号的传递，间接促进嗜酸性粒细胞及嗜碱性粒细胞的凋亡，显著降低组织及血液中嗜酸性粒细胞水平，明显提高患者的生活质量。

（4）度普利尤单抗。

度普利尤单抗是一种靶向 IL-4 和 IL-13 共同受体 IL-4Rα 的单克隆抗体，可抑制两者的下游调节活动。有研究表明，IL-4 和 IL-13 对嗜酸性粒细胞的募集及 2 型炎症的发生起正反馈作用。此外，有文献报道，无论不伴息肉的慢性鼻窦炎

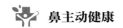

患者以前是否接受过口服糖皮质激素或鼻窦手术治疗，度普利尤单抗均能够显著改善患者的症状和体征，同时能够降低对口服糖皮质激素的依赖和对鼻窦手术治疗的需求。

（5）其他生物制剂。

其他生物制剂通过控制 GATA-3 的表达，降低 IL-4、IL-5 与 IL-13 的水平，从而有效控制 2 型免疫反应。上皮细胞源性细胞因子通过调节不伴息肉的慢性鼻窦炎的 Th2 型炎症的上游机制，阻断细胞因子的炎症反应，为不伴息肉的慢性鼻窦炎生物治疗开辟了新的研究方向。

真菌性鼻窦炎的靶向药物治疗，目前主要用于消灭侵袭性的真菌感染，但尚无研究证实其临床应用，常见的潜在治疗策略主要有树突状细胞治疗、过继 T 细胞疗法、细胞因子治疗等。尽管这些方法目前还未成熟，但是它们展现了巨大的研究前景。

（三）手术治疗

对于真菌性鼻窦炎，越早进行手术治疗疗效越好，及时的手术干预对于诊断性活检和治疗性清创都有好处。术后联合使用抗真菌药物、调节患者内分泌水平和控制血糖都是改善预后效果的重要手段。

经药物治疗失败的慢性鼻窦炎，约 80% 的患者在接受功能性鼻内镜手术治疗后痊愈或症状得到良好的控制。手术治疗慢性鼻窦炎旨在消除鼻和鼻窦的阻塞，重建和恢复鼻腔、鼻窦的通气引流，恢复黏膜纤毛功能。

1. 手术处理

传统功能性鼻内镜手术的手术视野有限，导致部分慢性鼻窦炎患者病变部位手术清除不彻底，影响治疗效果。改良式功能性鼻内镜手术从扩大手术范围、去除鼻窦黏膜方面改进，有助于创造更好的鼻腔局部环境，提升手术、药物治疗效果。慢性鼻窦炎患者予改良功能性鼻内镜手术治疗后，鼻纤毛功能改善，鼻黏液纤毛清除率、鼻黏液纤毛清除速度均得到提高。慢性鼻窦炎伴鼻息肉患者行改良功能性鼻内镜手术治疗后，嗅觉功能可改善超过 50%。

2. 鼻内镜手术后处理

（1）鼻腔填塞。主张非必要不主动填塞。术后填塞的目的是止血，作为隔离物分隔鼻腔区域，起到防止粘连的作用，但会增加患者体感疼痛，拔除填塞物时仍有可能会出血，需要重复填塞操作，增加患者体感紧张度。不使用填塞物需要考虑：①术前使用至少14天的抗生素和促排剂，减轻鼻腔黏膜炎症充血程度。②术中仔细操作，充分清理术腔，同时避免不必要的解剖操作，范围不需要太大，确保慢性鼻窦炎窦口引流通畅，对于是否需要重建窦口鼻道复合体，建议视患者的解剖情况而定。③手术结束可使用鼻腔电凝器或血管收缩剂，和麻醉医生配合控制性升高血压，检查有无出血点。

（2）手术后鼻腔换药。国外临床医生主张术后第10天用高渗盐水冲洗鼻腔，不再做鼻腔清理；国内医生主张从术后第1周开始清理，清理2次即可，后续嘱咐患者做鼻腔冲洗。二者区别在于医生的手术水平不同，需视情况而定。

3. 影像导航技术在鼻内镜手术中的应用现状

影像导航系统是一种手术辅助系统，已在鼻窦和颅底的鼻内镜手术中得到广泛应用。鼻窦毗邻颅底，是学术界公认的最为复杂的结构之一，而影像导航系统在鼻内镜手术中的使用可大大降低手术并发症和手术风险。

当前，影像导航技术主要可分为声导航、机械臂导航、磁导航及光导航等四种类型，而临床应用主要为磁导航和光导航两种。影像导航系统能够充分展现手术部位的结构和手术器械所处的精确位置，极大地便利了术者的操作，节省了术中寻找和判断手术器械位置和切除部分位置的时间。此外，影像导航系统能够为医学生、住院医师等初次接触鼻内镜的人展现更为真实清晰的鼻部结构和手术操作过程，让他们能够更好地了解鼻部的真实解剖结构和特殊疾病的病理解剖结构，更加清楚手术过程中的操作步骤，有利于教学和培训工作的开展。

目前影像导航系统几乎可应用于所有鼻内镜手术。国内学者建议使用的情况为：①存在鼻窦骨纤维增生不良症。②慢性鼻 – 鼻窦炎修正性手术。③鼻内镜下脑脊液鼻漏修补手术。④鼻内镜下内翻性乳头状瘤切除手术。⑤鼻内镜下经蝶窦鞍区病变切除手术。⑥鼻内镜下眼、鼻相关手术。⑦鼻内镜下额窦开放手术。⑧经外切口额窦手术。

（四）临床和实验室研究热点

1. 人工智能在鼻内镜中的应用

人工智能、基因工程、纳米科学被称为21世纪的三大尖端技术，其中人工智能逐步应用到社会各行各业，并正以极快的速度改变世界，尤其在医学领域的应用前景越来越广阔，成果引人注目。

2016 年，IBM 公司 Watson 智能系统（即 Watson 医生）通过美国执业医师资格考试。Watson 医生有强大的学习能力和诊疗实力，并且随着计算机技术的发展，其诊疗能力也随之迭代更新。2021 年，Girdler 等应用人工智能技术建立算法通过内镜下图像诊断内翻性乳头状瘤。国内余少卿团队基于鼻内镜图像的鼻腔新生物检测网络，建立了人工智能辅助鼻内镜诊断系统，取得了瞩目的成就。

2. 转录组测序在鼻窦炎中的应用

转录组是研究基因表达的主要手段，是连接基因组遗传信息与生物功能的蛋白质组。转录组测序的研究对象为特定细胞在某一功能状态下所能转录出来的所有 RNA，主要包括 mRNA 和非编码 RNA。目前主要是针对单个细胞的转录组测序，而非编码 RNA 转录组测序则是近年来的研究热点。基于全转录组测序对鼻息肉的研究、针对鼻腔微生物的二代研究、针对单个免疫细胞（如 ILC2、巨噬细胞等）的单细胞测序目前仍然是研究热点。

3. 免疫组学在鼻窦炎中的应用

鼻窦炎可分为 2 型炎症性和非 2 型炎症性，实验室研究中免疫组学占比最高，免疫研究又可分为免疫发病机制研究、免疫细胞研究、免疫微环境研究。免疫细胞联合基因组学也是当前鼻窦炎的研究热点。

第五章

鼻主动健康教育

鼻是人体重要的呼吸器官、嗅觉器官，主要的生理功能包含呼吸功能、保护功能、嗅觉功能及共鸣作用。鼻可以发生各种类似疾病的症状，但鼻有症状并不一定就是鼻病。一些鼻相关的症状可以通过改善周围环境（如调整气温，消除粉尘、异味等刺激因素）得以缓解，及时有效地避免鼻相关症状的反复发作是预防鼻病的关键。受传统观念的影响，大众对鼻相关的健康知识仍相对缺乏，对主动健康理念在鼻健康的应用仍认识不足。因此，本章从鼻主动健康科普的重要意义、鼻主动健康科普的方式、健康科普创新工作研究三个方面阐述鼻主动健康教育。

第一节　鼻主动健康科普的重要意义

国家在公共卫生的发展中提出"健康中国"战略和《"健康中国 2030"规划纲要》，针对公共卫生工作提出了要建立卫生健康教育和促进体系，以加强卫生教育服务、理念，提高人民健康素质，从而实现"以人民健康为中心"的公共卫生体系的转变。《健康中国行动（2019—2030 年）》明确提出，到 2030 年，全国居民健康素养水平不低于 30％。提升公众健康素养是"健康中国"行动的重要工作，也是国家健康战略之一。主动健康时代，民众的健康意识更强，获取健康知识的需求更高。而当下健康科普仍处于不平衡和不充分的发展状态，并不能充分满足当下民众的需求。健康科普就是科学普及医学知识，目前，大众对医学知识的了解途径主要以新媒体为主，缺乏医学专科验证的"伪科普"被包装成健康知识，借助劲爆的标题和哗众取宠的内容在朋友圈、微信群等新媒体中扩散，亦真亦假，大众无法辨别真伪。一旦这些"伪科普"被大众学习、效仿及传播，可能会引起大众对医学科普知识的误解，甚至还可能损害健康，对生命安全产生威胁。研究表明，对在新媒体搜索到的健康知识结果感到满意的人只占总人群的 40%。这也反映了医学科普的质量尤为重要，是大众关注的一个重要因素。因此，在开展医学科普时，要注重科普知识的实用性和通俗性，更要体现医学科普的专业性。

鼻部健康与人们日常生活习惯、居住环境、季节变化等因素密切相关，通过保持主动健康行为，可以有效地预防部分鼻病的发生。因鼻病发病情况复杂且多为反复发作，如慢性鼻炎、慢性鼻－鼻窦炎等，尽管多数鼻部健康问题在患者住院期间已经基本解决，但仍有较多的患者在出院后的居家过程中出现不同程度的健康隐患问题，如得不到及时有效的解决，将导致病情的反复与加重，给患者的学习、生活带来诸多负面影响。目前，国内鼻科健康教育的实践仍以疾病相关知识的宣教和行为干预为主，重点解决患者住院期间的问题，居家患者往往因缺乏有效的自我管理意识与能力而依从性受限。同时，患者入院前及出院后，甚至全生命周期中全面、系统的鼻部健康教育未得到足够重视和规范应用。鼻主动健康科普信息的推出，将持续帮助民众深入了解和落实鼻病的预防及围手术期的护理要点，使民众便捷地获得正确的鼻部健康知识，理解和认同健康知识，从而愿意改变自身不良习惯，主动科学地维护自身健康。

第二节　鼻主动健康科普的方式

（一）面对面口头健康科普教育

科普是用通俗的语言与大众进行科学交流，具有较强的互动性，由医护人员对患者进行一对一或者一对多的面对面口头健康教育，包含个性化教育、小组教育、集体教育。直接交流可以使患者更好地掌握相关健康知识，改善患者的负面情绪和纠正不良行为，是目前最常用的健康科普教育方式之一。

（二）书面材料科普教育

通过发放鼻科健康科普手册、设计安装鼻科健康科普宣传栏及板报等方式，不仅有助于医护人员明确掌握健康教育重点、宣教时条理清晰，也有利于患者更

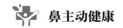

好地掌握鼻科健康教育知识，提高健康教育满意度和宣教质量。

（三）自媒体健康科普教育

自媒体结合生动形象的图文、短视频、动画等形式制作健康科普教育视频，体现了健康科普教育的直观性、生动性和易理解性，深受广大居民喜爱。自媒体健康科普教育主要包含两个方面：一方面体现在利用广播、电视台、微信公众号、抖音、微博和小红书等公众平台，开展健康科普文章、微信推送和动画短视频等各种形式的健康教育，向广大群众大力科普鼻病健康知识，倡导科学的生活方式及宣传疾病预防保健知识；另一方面则是利用多媒体平台（如电话、微信、App 和小程序等）进行患者健康信息的宣传及疾病的随访。越来越多的医疗工作者入驻自媒体平台，通过创作短视频等方式开展医学科普，用通俗易懂的语言传递专业性强的医学知识，更有效地满足公众的健康知识需求。截至 2020 年年底，73% 的用户曾在移动端看过医学科普类短视频或直播内容。

（四）专题健康讲座

有调查研究表明，78% 的居民希望以讲座形式接受健康科普知识。耳鼻喉科医护团队不定期到社区、学校等地开展义诊活动，给民众宣讲包括疾病的预防、诊治及自我管理等鼻科健康相关知识，对普遍存在的共性问题、以往错误的疾病认知，医护人员可以给予及时的解答与纠正；对于居家自我管理需要用到的鼻科操作技术，如鼻腔冲洗、鼻腔出血的正确止血方法等进行现场演示及讲解。理论与技术相结合的现场教学式科普讲座，让民众主动参与其中，充分发挥民众的主观能动性，使其真正从科普中获益。

第三节　健康科普创新工作研究

医学科普需要综合运用多种方式方法来宣传普及健康知识和提升公众科学素养，是一项系统性和持续性的工作。在媒体融合迅速发展的当下，我们应积极探索"互联网＋精准医学科普"，树立融合创新理念，提升医学科普宣传服务能力，利用新兴传播技术手段，丰富科普内容，拓展科普渠道，创新科普手段，探索医学科普的新模式和新机制。

（一）以学科建设模式开展医学科普工作

医学科普工作的开展模式与学科建设具有内在的逻辑统一性，都是以学科组织建设和制度完善为基础支撑，以人才培养、梯队建设为核心任务，以技术手段的创新为重要推动力，以学科成果和社会效益提升为最终目标。在这一过程中，医院应制订学科发展规划，打造医院科普专家库，提升医学科普的专业地位，制作出高质量、具有传播力的医学科普作品，推动国民健康素养提高，倡导健康生活方式，从而降低疾病的发生率，减轻社会医疗负担，助力"健康中国"战略的实施。

（二）以志愿者服务模式开展医学科普工作

医学科普是全民健康教育的重要组成部分，医护人员是开展医学科普的重要主体之一，但多数科普工作人员为兼职人员，考虑到人力资源成本，应鼓励更多的医学生、医务社工以志愿者的身份参与到医学科普中。医务社工作为一种新兴专业，在患者或者社区健康人群的健康教育中也逐渐发挥相应的作用。专业医务人员联合志愿者从社会支持的角度出发开展健康科普，可助力民众更好地了解健康科普的内涵。

（三）以科普竞赛式促进医学科普工作

医学专业学术团体及医疗机构等通过举办各种形式及类别的科普能力竞赛，通过以赛促学、以赛促教，动员更多的年轻医务人员参与科普工作。通过医学科普反映现代社会的医疗卫生常识问题与自我保护问题，将不同的问题以生动、形象的表演展现于人们眼前，构建沉浸式情境，促使民众能够通过观看科普竞赛，强化自身感受，更好地学习医学常识与健康知识。

参考文献

—◆◆◆◆◆—

［1］ZHANG L, BACHERT C. Chronic rhinosinusitis［M］. Singapore：Springer, 2022.

［2］GAO X, WU J, WEI H, et al. Correlation between nasal mucosal temperature change and nasal airflow perception［J］. Lin Chuang Er Bi Yan Hou Tou Jing Wai Ke Za Zhi, 2022, 36（5）：401-406.

［3］PASSALI G C, PASSALI D, CINGI C, et al. Smell impairment in patients with chronic rhinosinusitis：A real-life study［J］. Eur Arch Otorhinolaryngol, 2022, 279（2）：773-777.

［4］RODRIGUES J, PINTO J V, ALEXANDRE P L, et al. Allergic rhinitis seasonality, severity, and disease control influence anxiety and depression［J］. The Laryngoscope, 2023, 133（6）：1321-1327.

［5］INTERNATIONAL MULTIPLE SCLEROSIS GENETICS CONSORTIUM. A systems biology approach uncovers cell-specific gene regulatory effects of genetic associations in multiple sclerosis［J］. Nat Commun, 2019, 10（1）：2236.

［6］WANG M, GONG L, LUO Y, et al. Transcriptomic analysis of asthma and allergic rhinitis reveals CST1 as a biomarker of unified airways［J］. Frontiers in Immunology, 2023, 14：1048195.

［7］FU S L, CAO Z T, HUANG B L, et al. Tannic acid assisted anti-TNF-α nanobody assembly modulating the epithelial barrier dysregulation of allergic rhinitis［J］. Nano Research, 2023, 16（7）：9781-9791.

［8］QIU C Y, CUI X Y, LU M P, et al. CircRNA expression profiles and circRNA-miRNA-mRNA crosstalk in allergic rhinitis［J］. World Allergy Organization Journal, 2021, 14（6）：100548.

［9］XU C J, SÖDERHÄLL C, BUSTAMANTE M, et al. DNA methylation in childhood asthma：An epigenome-wide meta-analysis［J］. The Lancet Respiratory Medicine, 2018, 6（5）：379-388.

［10］LIU Z, SUN Q, LIU X, et al. Network pharmacology analysis and experimental verification reveal the mechanism of the traditional Chinese medicine YU-Pingfeng San alleviating allergic rhinitis inflammatory responses［J］. Frontiers in Plant Science, 2022（13）: 934130.

［11］WANG Y, XIAO F, ZHAO Y, et al. A two-stage genome-wide association study to identify novel genetic loci associated with acute radiotherapy toxicity in nasopharyngeal carcinoma［J］. Molecular Cancer, 2022, 21（1）: 169.

［12］HE Y Q , XUE W Q, LI D H, et al. Transcriptome-wide association analysis identified candidate susceptibility genes for nasopharyngeal carcinoma［J］. Cancer Communications, 2022, 42（9）: 887-891.

［13］NING L, KO J M, YU V Z, et al. Nasopharyngeal carcinoma MHC region deep sequencing identifies HLA and novel non-HLA TRIM31 and TRIM39 loci［J］. Communications Biology, 2020, 3（1）: 759.

［14］WANG T M, HE Y Q, XUE W Q, et al. Whole-exome sequencing study of familial nasopharyngeal carcinoma and its implication for identifying high-risk individuals［J］. Journal of the National Cancer Institute, 2022, 114（12）: 1689-1697.

［15］CHO W C S, TSE K P, NGAN R K C, et al. Genomic characterization reveals potential biomarkers in nasopharyngeal carcinoma patients with relapse［J］. Expert Review of Molecular Diagnostics, 2020, 20（11）: 1149-1159.

［16］BASSIOUNI A, PARAMASIVAN S, SHIFFER A, et al. Microbiotyping the sinonasal microbiome［J］. Frontiers in Cellular and Infection Microbiology, 2020, 10: 137.

［17］CHEN Y P, CHAN A T C, LE Q T, et al. Nasopharyngeal carcinoma［J］. The Lancet, 2019, 394（10192）: 64-80.

［18］ZHANG Y, CHEN L, HU G Q, et al. Gemcitabine and cisplatin induction chemotherapy in nasopharyngeal carcinoma［J］. The New England Journal of Medicine, 2019, 381（12）: 1124-1135.

［19］KEAM S J. Cadonilimab: First approval［J］. Drugs, 2022, 82（12）: 1333-1339.

［20］WANG L, SONG Y L, HUANG S M, et al. The clinical significance of EBV DNA analysis in nasopharyngeal carcinoma screening［J］. Lin Chuang Er Bi Yan Hou Tou Jing Wai Ke Za Zhi, 2018, 32（4）: 298-301.

［21］LI T, LI F, GUO X, et al. Anti-epstein-barr virus BNLF2b for mass screening for nasopharyngeal cancer [J] . New England Journal of Medicine, 2023, 389 (9): 808-819.

[22] TANG L L, CHEN Y P, CHEN C B, et al. The Chinese society of clinical oncology (CSCO) clinical guidelines for the diagnosis and treatment of nasopharyngeal carcinoma [J] . Cancer Communications, 2021, 41 (11): 1195-1227.

[23] HE Y Q, XUE W Q, SHEN G P, et al. Household inhalants exposure and nasopharyngeal carcinoma risk : A large-scale case-control study in Guangdong, China [J] . BMC Cancer, 2015 (15): 1-8.

[24] WU L, WANG J, ZHU D, et al. Circulating epstein-barr virus microRNA profile reveals novel biomarker for nasopharyngeal carcinoma diagnosis [J]. Cancer biomarkers: Section A of Disease Markers, 2020, 27 (3): 365-375.

[25] HUA X, CHEN L M, ZHU Q, et al. Efficacy of controlled-release oxycodone for reducing pain due to oral mucositis in nasopharyngeal carcinoma patients treated with concurrent chemoradiotherapy : A prospective clinical trial [J] . Supportive Care in Cancer : Official Journal of the Multinational Association of Supportive Care in Cancer, 2019 (27): 3759-3767.

[26] GORDON R M, CORCORAN J R, BARTLEY-DANIELE P, et al. A transdisciplinary team approach to pain management in inpatient health care settings [J] . Pain Management Nursing : Official Journal of the American Society of Pain Management Nurses, 2014, 15 (1): 426-435.

[27] SCHUIJS M J, WILLART M A, VERGOTE K, et al. Farm dust and endotoxin protect against allergy through A20 induction in lung epithelial cells [J] . Science, 2015, 349 (6252): 1106-1110.

[28] BACHERT C, HAN J K, DESROSIERS M, et al. Efficacy and safety of dupilumab in patients with severe chronic rhinosinusitis with nasal polyps (LIBERTY NP SINUS-24 and LIBERTY NP SINUS-52): Results from two multicentre, randomised, double-blind, placebo-controlled, parallel-group phase 3 trials [J] . Lancet, 2019, 394 (10209): 1638-1650.

[29] HAN J K, BACHERT C, FOKKENS W, et al. Mepolizumab for chronic rhinosinusitis with nasal polyps (SYNAPSE): A randomised, double-blind, placebo-controlled, phase 3 trial [J] . Lancet Respir Med, 2021, 9 (10): 1141-1153.

［30］BAATJES A J. Treatment with anti-OX40L or anti-TSLP does not alter the frequency of T regulatory cells in allergic asthmatics［J］. Allergy, 2015, 70（11）: 1505-1508.

［31］ZHOU M S, ZHANG B, GAO Z L, et al. Altered diversity and composition of gut microbiota in patients with allergic rhinitis［J］. Microb Pathog, 2021, 161（Pt A）: 105272.

［32］ZHU L, XU F, WAN W, et al. Gut microbial characteristics of adult patients with allergy rhinitis［J］. Microb Cell Fact, 2020, 19: 1-12.

［33］LEE J, YAMAMOTO T, HAYASHI S, et al. Enhancement of CGRP sensory afferent innervation in the gut during the development of food allergy in an experimental murine model［J］. Biochem Biophys Res Commun, 2013, 430（3）: 895-900.

［34］SUI P F, WIESHER D L, XU J H. Pulmonary neuroendocrine cells amplify allergic asthma responses［J］. Science, 2018, 360（6393）. eaan8546.

［35］CHIU I M, VON HEHN C A, WOOLF C J. Neurogenic inflammation and the peripheral nervous system in host defense and immunopathology［J］. Nat Neurosci, 2012, 15（8）: 1063-1067.

［36］MORIYAMA S, BRESTOFF J R, FLAMAR A L, et al. Beta（2）-adrenergic receptor-mediated negative regulation of group 2 innate lymphoid cell responses［J］. Science, 2018, 359（6379）: 1056-1061.

［37］STOKES P J, RIMMER J. The relationship between serum vitamin D and chronic rhinosinusitis: A systematic review［J］. Am J Rhinol Allergy, 2016, 30（1）: 23-28.

［38］FOKKENS W J, LUND V J, HOPKINS C, et al. European position paper on rhinosinusitis and nasal polyps 2020［J］. Rhinology, 2020, 58（Suppl-S29）: 1-464.

［39］CHUNG J H, LEE Y J, KANG T W, et al. Altered quality of life and psychological health（SCL-90-R）in patients with chronic rhinosinusitis with nasal polyps［J］. Ann Otol Rhinol Laryngol, 2015, 124（8）: 663-670.

［40］WANG D, LUO W. Nasal diseases and psychological distress［J］. Psychol Health Med, 2016, 21（1）: 67-73.

［41］TOMLJENOVIC D, PINTER D, KALOGJERA L. Perceived stress and severity of chronic rhinosinusitis in allergic and nonallergic patients [J]. Allergy Asthma Proc, 2014, 35 (5): 398-403.

[42] SPETH M M, PHILLIPS K M, HOEHLE L P, et al. Longitudinal improvement in nasal obstruction symptoms of chronic rhinosinusitis directly associates with improvement in mood [J]. Eur Arch Otorhinolaryngol, 2019, 276 : 2827-2833.

[43] VELOSO-TELES R, CEREJEIRA R, ROQUE-FARINHA R, et al. Higher prevalence of nasal polyposis among textile workers : An endoscopic based and controlled study [J]. Rhinology, 2018, 56 (2): 99-105.

[44] PHILPOTT C M, ERSKINE S, HOPKINS C, et al. Prevalence of asthma, aspirin sensitivity and allergy in chronic rhinosinusitis : Data from the UK national chronic rhinosinusitis epidemiology study [J]. Respir Res, 2018 (19): 129.

[45] SHI J B, FU Q L, ZHANG H, et al. Epidemiology of chronic rhinosinusitis : Results from a cross-sectional survey in seven Chinese cities [J]. Allergy, 2015, 70 (5): 533-539.

[46] VAN DER VEEN J, SEYS S F, TIMMERMANS M, et al. Real-life study showing uncontrolled rhinosinusitis after sinus surgery in a tertiary referral centre [J]. Allergy, 2017, 72 (2): 282-290.

[47] MALAVIYA R, LASKIN J D, LASKIN D L. Anti-TNFα therapy in inflammatory lung diseases [J]. Pharmacology & Therapeutics, 2017 (180): 90-98.

[48] BACHERT C, HAN J K, WAGENMANN M, et al. EUFOREA expert board meeting on uncontrolled severe chronic rhinosinusitis with nasal polyps (CRSwNP) and biologics : Definitions and Management [J]. Journal of Allergy and Clinical Immunology, 2021, 147 (1): 29-36.

[49] GEVAERT P, VAN BRUAENE N, GATTAERT T, et al. Mepolizumab, a humanized anti - IL-5 mAb, as a treatment option for severe nasal polyposis [J]. Journal of Allergy and Clinical Immunology, 2011, 128 (5): 989-995.

[50] YANG J, ZHANG M, LIU P, et al. Multi-label rhinitis prediction using ensemble neural network chain with pre-training [J]. Applied Soft Computing, 2022 (122): 108839.

[51] 周溢, 杨丽, 张妍欣, 等. 鼻咽癌幸存者经济毒性现状及影响因素分析 [J]. 军事护理, 2023, 40 (1): 15-18.

［52］李一陵．做好医学科普工作具有重要而独特的意义［J］．中国卫生人才，2022
　　（11）：10-11．

［53］徐静，席淑新，华玮．社区居民对五官科健康科普知识需求的调查分析［J］．
　　上海护理，2019，19（11）：34-36．

［54］潘洁红，吴春松，禤建锋，等．鼻咽癌的早期筛查［J］．基层医学论坛，
　　2009，13（22）：766．

［55］魏丽珍，康亚帆，张楠，等．恶性肿瘤患者术后随访［J］．河北医药，2013，
　　35（24）：3800-3801．

［56］江德清．鼻咽癌的高家族聚集现象与遗传［J］．中国中西医结合耳鼻咽喉科杂
　　志，2000，8（2）：53-54．

［57］邱前辉，张鸿彬，陈少华，等．鼻咽癌高癌家系调查及其分析［J］．广东医学，
　　2001，22（3）：239-240．

［58］张素侠，钟宝权．癌症患者不同时期的康复治疗［J］．中国实用医药，2014，
　　9（25）：245-246．

［59］劳洵姬，姜建浩，邵微颖，等．多学科合作延续护理对慢性阻塞性肺疾病患
　　者自我效能和生存质量的影响［J］．全科医学临床与教育，2019，17（5）：
　　472-474．

［60］于正洪，王苏莉，史兆荣，等．老年晚期癌症患者的临终关怀［J］．现代肿瘤
　　医学，2009，17（8）：1581-1582．

［61］刘璇，白素娟．变应性鼻炎基因芯片差异表达研究进展［J］．中国眼耳鼻喉
　　科杂志，2017，17（1）：65-67．

［62］章如新，余少卿，应康，等．变应性鼻炎基因芯片检测及其基因表达谱的研究
　　［J］．中华耳鼻咽喉科杂志，2002，37（3）：165-168．

［63］刘冰，吴建，赵舒薇，等．人类变应性鼻炎基因表达谱的研究［J］．中国耳鼻
　　咽喉头颈外科，2008，15（3）：149-152．

［64］李艳青，王德辉．变应性鼻炎患者外周血基因芯片检测及差异表达基因研究
　　［J］．中国眼耳鼻喉科杂志，2014，14（2）：76-82

［65］陈双．自拟益气脱敏汤联合西药治疗小儿变应性鼻炎53例临床观察［J］．中
　　医儿科杂志，2019，15（2）：38-41．

［66］郭晓庆，朱任良，罗秋兰．283例变应性鼻炎患者中医体质与证型相关性研究
　　［J］．世界中医药，2020，15（15）：2331-2335．

［67］李幼瑾，丁丽凤，芮晓清，等．儿童变应性鼻炎中医证候规律研究［J］．浙江
　　中医药大学学报，2018，42（7）：532-535．

［68］陈旭青，周龙云，严道南，等．基于文献论鼻鼽之病机与治则［J］．中华中医药杂志，2017，32（4）：1491-1494.

［69］桂雄斌，伏广虎，李馥芊，等．健脾通窍方治疗脾气虚弱型变应性鼻炎的临床疗效观察［J］．广州中医药大学学报，2019，36（1）：59-63.

［70］陈岩．高选择性翼管神经分支切断术对重症变应性鼻炎患者近远期疗效的影响［J］．青岛医药卫生，2020，52（5）：350-352.

［71］黎玉秀，张立峰，谭智敏．从六经辨证论治变应性鼻炎的研究进展［J］．世界中医药，2021，16（11）：1750-1753，1758.

［72］申坤，娄鸿飞，闫冰，等．抗IgE单克隆抗体治疗合并哮喘的复发性慢性鼻窦炎伴鼻息肉的短期疗效研究［J］．中华耳鼻咽喉头颈外科杂志，2021，56（10）：1035-1041.

［73］章如新．影像导航在鼻内镜微创外科中的应用［J］．临床耳鼻咽喉头颈外科杂志，2018，32（21）：1607-1609，1613.